Lynda AOUDIA

Elastografia de massas mamárias

Lynda AOUDIA

Elastografia de massas mamárias

Desempenho da elastografia na caraterização de massas mamárias

ScienciaScripts

Imprint

Cover image: www.ingimage.com

This book is a translation from the original published under ISBN 978-613-8-40264-0.

Publisher:
Sciencia Scripts
is a trademark of
Dodo Books Indian Ocean Ltd. and OmniScriptum S.R.L publishing group

120 High Road, East Finchley, London, N2 9ED, United Kingdom
Str. Armeneasca 28/1, office 1, Chisinau MD-2012, Republic of Moldova, Europe
Managing Directors: Ieva Konstantinova, Victoria Ursu
info@omniscriptum.com

Printed at: see last page
ISBN: 978-620-8-57067-5

Conteúdo

Dedico este trabalho

Ao meu pai muito querido, rodeaste-me de atenção, incutiste em mim os valores nobres da vida e a importância da integridade, ensinaste-me a arte do trabalho bem feito e o sentido de responsabilidade, foste um grande apoio ao longo dos meus estudos, obrigado por tudo o que fizeste e ainda fazes por mim, que Deus te guarde e te conceda uma vida longa.

À minha querida Mãe, que sem a sua presença, a sua paciência e o seu apoio contínuo, sobretudo nos momentos mais difíceis, quando o Ton duvidava de tudo, este trabalho nunca teria visto a luz do dia. Ofereço este trabalho especialmente a ela, dizendo-lhe obrigado, que o Senhor lhe conceda uma longa vida.

A minha querida irmã Nabila, e o seu adorável filho Lyna, agradecem o vosso precioso apoio.

À memória da minha querida irmã Siham, guardar-te-emos sempre no coração e foste um modelo coragem e sucesso até ao fim. Aos teus adoráveis filhos Rafik e Ania, que Deus os guarde.

Aos meus queridos irmãos Abd El Fateh e Mohamed Amine, obrigado por toda a vossa ajuda e encorajamento durante a preparação deste trabalho.

Às minhas queridas amigas, Wahiba e Assia, pelo seu apoio e presença, agradeço do fundo do coração.

A todos aqueles que passaram pela minha vida e deixaram uma recordação agradável.

Introdução

Atualmente, a imagiologia mamária permite detetar e caraterizar as lesões subclínicas. A deteção continua a basear-se na mamografia, que é o exame de referência para o rastreio do cancro da mama e continua a ser a única técnica capaz de detetar certas lesões, como as microcalcificações.

No entanto, embora a sensibilidade global da mamografia seja boa (70-90%) [Ió], é muito inferior em doentes com mamas densas (30-48%), nas quais os cancros podem ser mascarados por tecido glandular sobreposto [7-8]. Nestas pacientes, a ecografia é recomendada para detetar cancros que estão ocultos pela mamografia [9]. A ultrassonografia também é indicada, como procedimento de primeira linha ou em adição à mamografia, para avaliar o grau de suspeita de uma anormalidade. Quando uma anomalia mamária é detectada por imagem, é necessário caracterizá-la para avaliar o risco ser cancro.

Classicamente, esta avaliação baseia-se em critérios morfológicos (forma, contornos, orientação em relação à pele, interface, ecogenicidade, sinais acústicos posteriores), de acordo com os quais as anomalias são classificadas numa das cinco categorias do léxico Bf-RADS (Breast fmaging- Reporting and Data System) do American College of Radiology (ACR), consoante o grau de suspeição [10]. Esta classificação, baseada no grau de risco de cancro, permite propor um tratamento adequado.

A categoria 1 corresponde à ausência de anomalia. Certas anomalias apresentam um aspeto morfológico típico de benignidade, classificadas como Bf-RADS 2 com um VPP = 0%, ou típico de malignidade, classificadas como Bf-RADS 5, VPP de cancro > 95%. Para as outras anomalias, muito provavelmente benignas, classificadas como Bf-RADS 3 com um VPP de cancro < 2%, está indicada uma simples vigilância. Nalguns casos, os critérios morfológicos habitualmente observados na ecografia não são suficientes para determinar se uma lesão é benigna ou maligna, a chamada "lesão indeterminada", frequentemente classificada como Bf-RADS 4, com um VPP de cancro entre 2 e 95%, sendo por isso necessário propor uma biópsia, que na maioria dos casos corresponde a lesões benignas que só poderiam ser verificadas por imagiologia não invasiva. As consequências destas lesões indeterminadas não são triviais, uma vez que existem complicações e potenciais efeitos adversos associados a qualquer procedimento invasivo percutâneo, incluindo ansiedade desnecessária, infeção, hematoma, etc[ll].

Na ecografia, estima-se que 47% a 84% das biopsias desnecessárias são efectuadas em lesões benignas, o que poderia ser evitado [12-18]. Por outro lado, alguns cancros, incluindo os cancros de alto grau mais agressivos, podem paradoxalmente ter caraterísticas morfológicas sugestivas de benignidade, como uma forma oval e/ou contornos circunscritos [19], que podem ser erradamente considerados tranquilizadores.

A RM é uma ferramenta muito boa para anomalias graças à sua elevada sensibilidade, mas a sua baixa especificidade significa que é pouco útil na caraterização das lesões mamárias, pelo que não reduz o número de biópsias negativas de anomalias que não são detectadas por ecografia [20, 21].

O desenvolvimento de novos parâmetros adicionais, diferentes dos parâmetros morfológicos habituais, é, por conseguinte, necessário para avaliar a natureza da lesão de forma mais fiável. Na ultrassonografia, foram desenvolvidas novas ferramentas de imagem nos últimos anos, como a elastografia. A elastografia, uma técnica desenvolvida no final dos anos 90, está atualmente disponível por rotina nos novos aparelhos de ultra-sons. Esta técnica permite avaliar a dureza ou a elasticidade dos tecidos, ou os seus deslocamentos relativos, de modo a produzir uma imagem da elasticidade ou da deformação, informação que historicamente tem sido avaliada por palpação e que constitui um elemento importante no diagnóstico clínico. No entanto, a elasticidade avaliada pelo exame clínico depende do operador, do tamanho e da localização (profundidade) da lesão e da estrutura da mama.

A elastografia da mama utiliza dois modos distintos: a elastografia à mão livre e a elastografia por ondas de cisalhamento. Classicamente, as lesões malignas da mama são mais rígidas do que as lesões benignas. Este novo parâmetro ecográfico vem juntar-se aos critérios morfológicos e de vascularização na abordagem diagnóstica das lesões mamárias. No nosso estudo, avaliar a contribuição da elastografia para a caraterização das lesões mamárias benignas e malignas.

CAPÍTULO 1

Literatura e questões

1. Dados bibliográficos

1.1. Epidemiologia

O cancro da mama é o cancro mais comum nas mulheres em todo o mundo, com uma estimativa de 2,2 milhões de novos casos diagnosticados em 2020 (24,5% de todos os cancros), e continua a ser a principal causa de morte por cancro nas mulheres em todo o mundo [22].

Os dados dos registos argelinos mostram uma incidência de 70 por 100.000 mulheres, ou seja, 10.000 novos casos por ano [23].

Na Argélia, a idade média de aparecimento deste cancro nas mulheres é de 49 anos, ou seja, 10 a 15 anos mais jovem do que na população ocidental, de acordo com os vários registos argelinos [24-27].

A sua incidência aumentou de forma constante nas últimas décadas, passando, em 20 anos, de uma incidência global de 100 por 100.000 habitantes para 120 por 100.000 habitantes [28]. Nas mulheres, o cancro da mama ocupa o primeiro lugar em termos de incidência de novos casos nos 3 principais registos argelinos [24-26]. A sua incidência normalizada ajustada (ASA) é de 21,6, 17,03 e 34,49 por 100 000 mulheres para os registos de Argel, Sétif e Oran, respetivamente. A mudança entre 1986 e 2005 é marcada por uma variação na l'fSA de 10,4 por 100.000 mulheres para o período 1986-1989, para 17 por 100.000 mulheres para o período 1993-1997 e 14,2 por 100.000 mulheres para o período 2001-2005 [29].

Na Argélia, a taxa de mortalidade é de 18,5 por 100 000 mulheres, com uma estimativa de 4 116 mortes por ano [22].

1.2. Ultrassom

A ultrassonografia é uma técnica de imagem acessível, não irradiante e de baixo custo. Pode ser indicada como um complemento à mamografia, para melhorar a deteção de lesões, particularmente em mamas densas [30], para caraterizar lesões, em particular para diferenciar lesões sólidas de lesões quísticas, e para recolher amostras.

A ecografia mamária é realizada com uma sonda de alta frequência, normalmente entre 9 e 5 MHz, que proporciona um bom contraste e uma boa resolução espacial [31].1 Existem vários modos de ecografia.

1.2.1. Técnicas de ultrassom

1.2.1.1. O modo B

Esta é a primeira técnica realizada durante a ecografia mamária. As ondas de ultra-sons são emitidas e recolhidas pela sonda, com a mesma frequência, numa única direção. Elas são combinadas para criar uma imagem 2D da mama numa escala de cinzentos [32]. Esta técnica permite diferenciar estruturas com base nas propriedades acústicas e mecânicas do tecido. Este modo B tem alguns pontos fracos, incluindo uma resolução óptima inconsistente e artefactos que podem degradar a qualidade da imagem [33].

1.2.1.2. Modo harmónico

Está relacionado com o comportamento não linear do tecido mamário em relação aos ultra-sons. À medida que a onda de ultra-sons se propaga através do tecido mamário, distorção progressiva da forma do impulso de ultra-sons, criando frequências harmónicas que são múltiplos da frequência de emissão [34-36]. Uma vez filtrado o sinal inicial, o sinal harmónico é utilizado para a reconstrução da imagem. Esta técnica permite melhorar o contraste das imagens de ultrassom, particularmente no caso de cistos de "conteúdo espesso" ou cistos complicados, que no modo B mostram ecos internos, enquanto no modo harmônico aparecem anecóicos [37].

1.2.1.3. Modo composto

Existem dois tipos de composição, a composição de frequência (várias frequências diferentes de emissão de ultra-sons são utilizadas para reconstruir a imagem final) e a composição espacial (vários ângulos de emissão de ultra-sons são utilizados e combinados numa única imagem composta). Esta técnica permite limitar os artefactos, melhorar a análise dos contornos da lesão, definir melhor a ecoestrutura interna das massas e detetar pequenas lesões [38]. Permite também uma melhor deteção de calcificações intra-lesionais [39]. Por outro lado, as alterações ultra-sonográficas posteriores são atenuadas [40].

1.2.1.4. Modo Doppler a cores

Permite detetar a angiogénese do tumor. As lesões malignas são geralmente mais vascularizadas do que as lesões benignas, com um aspeto anormal e irregular dos vasos. A deteção e a análise espetro destes vasos requerem uma sonda de pelo menos 10 MHz e uma técnica de ultra-sons rigorosa (ajuste da distância focal, redução do ganho global, adaptação do tamanho da caixa de doppler, filtragem a um mínimo de 10 para analisar as baixas frequências, ausência de pressão sobre a mama para evitar a obliteração dos pequenos vasos) [41,42].

O Doppler de energia tem uma melhor sensibilidade a fluxos lentos, mas é mais sensível a artefactos [43]. O Doppler pode ser utilizado para analisar lesões hipoecogénicas que colocam um problema de "quisto ou sólido". A presença de vascularização numa lesão ecogénica indica que a lesão é um tecido. Por outro lado, a ausência de vascularização não exclui a presença de uma porção de tecido [32]. Há uma considerável sobreposição no mapeamento Doppler entre lesões benignas e malignas [32, 44], o que não melhora a especificidade do ultrassom para massas sólidas.

1.3. Caracterização da lesão por ecografia 1.3.1. Lesão cística versus lesão sólida

A ultrassonografia pode melhorar a especificidade da mamografia, particularmente na distinção entre lesões císticas e sólidas. Quando todos os critérios para um cisto simples estão presentes, ou seja, lesão anecóica, circunscrita, com realce posterior, sem componente sólido e sem sinal Doppler, a precisão da ultrassonografia é de 96 a 100% [12].

Um quisto complicado é um quisto remodelado com um conteúdo proteico espesso ou hemorrágico. O Doppler a cores pode ajudar-nos a diferenciar um quisto com conteúdo espesso de uma lesão sólida. De acordo com Berg et al (estudo ACRIN 6666) [45], apenas 12% dos quistos complicados notificados correspondem a lesões sólidas, com uma taxa de malignidade de 0,42%; estes autores classificam estas lesões como BI-RADS 3 e recomendam a monitorização aos 6 meses. Em caso de alteração do tamanho em mais de 20% do diâmetro em 6 meses, está indicada a colheita de amostras para diagnóstico [40, 46].

Finalmente, os quistos atípicos, conhecidos como massas quísticas complexas, são quistos com uma porção sólida; em 75% dos casos, são lesões benignas do tipo papiloma, e em 20% dos casos as lesões são malignas. Essas massas císticas complexas são consideradas suspeitas, classificadas como Bi-RADS 4, e a amostragem é indicada [47].

1.3.1. Lesões sólidas benignas versus malignas

Stavros [12] foi o primeiro a descrever critérios específicos de ultrassom para massas benignas e malignas. As massas malignas estavam frequentemente associadas a contornos espiculados, irregulares ou microlobulados, uma ecoestrutura fortemente hipoecogénica e atenuação posterior. Neste estudo, estes critérios tiveram uma excelente sensibilidade de 98,4%, uma especificidade de 67,8% e um valor preditivo negativo de 99,5%. Alguns critérios, como a forma e os contornos tiveram um valor preditivo mais elevado do que outros, por exemplo, a ecoestrutura e o efeito acústico posterior. A combinação destas caraterísticas permite uma boa orientação diagnóstica (cf. Anexo 1) [48, 49]. A ausência de critérios de malignidade está correlacionada com um excelente valor preditivo negativo.

A complexidade parece persistir no que diz respeito à baixa especificidade dos critérios indeterminados ou suspeitos, que são frequentemente encontrados em lesões benignas.

1.3.2. Limites

1.3.2.1. Variabilidade inter-observadores

A natureza operador-dependente da ultrassonografia é uma das maiores desvantagens do exame [50, 51]. É esta variabilidade inter-observador na descrição e avaliação de massas sólidas na ecografia que levou à necessidade de uniformizar a terminologia utilizada na ecografia mamária e está na origem do glossário de ecografia na 4ª edição do BI-RADS® [51].

1.3.2.2. Variabilidade em relação ao léxico BI-RADS

[52,53].

No que diz respeito ao léxico BI-RADS, os estudos demonstraram uma elevada concordância inter-observador para as calcificações lesionais, uma concordância moderada a elevada para a avaliação da forma, orientação e interface e uma concordância moderada para os efeitos acústicos posteriores.

No entanto, a concordância foi fraca para a avaliação dos contornos das lesões e da ecogenicidade. As variações inter-observadores observadas na avaliação dos contornos das lesões relacionaram-se principalmente com os diferentes descritores utilizados para as lesões não circunscritas (microlobuladas, irregulares, angulares, espiculadas). No entanto, qualquer que seja a terminologia utilizada para as lesões não circunscritas, em todos os casos este é um critério de malignidade e, portanto, a avaliação final não é afetada [54]. A ecogenicidade da lesão, no entanto, não é considerada um critério muito útil para diferenciar massas benignas e malignas [12].

1.3.2.3. Variabilidade em relação à categoria de desvalorização final do BIRADS

No que diz respeito à análise da variabilidade inter-observador do BIRADS final, os estudos têm mostrado resultados discordantes, variando de alta concordância inter-observador para o estudo de Lee [55], moderada para Park et al [56] e Berg et al [57], e baixa para o estudo de Lazarus [52], especialmente para o BI-RADS 4.

1.3.2.4. Baixa especificidade da ecografia

A ecografia é um exame muito sensível, mas tem uma especificidade baixa. A especificidade varia entre 45 e 93% [58], dependendo da aparência das lesões, do tipo de equipamento e da experiência do radiologista.

1.4. Elastografia

Na medicina hipocrática, a palpação é uma parte essencial do exame clínico. É a primeira etapa do rastreio de um certo número de cancros. Quando se encontra um nódulo na mama, na tiroide, na próstata, etc., a palpação procura avaliar a sua dureza. De um modo geral, as lesões duras, irregulares e fixas à superfície profunda têm mais probabilidades de serem malignas, ao passo que as lesões moles, bem definidas e móveis em relação à superfície profunda têm mais probabilidades de serem benignas. Na realidade, a palpação fornece uma avaliação subjectiva da rigidez do tecido, ou seja, do seu módulo de Young. No entanto, tem as suas limitações em tumores pequenos ou profundos.

A elastografia é uma técnica não invasiva utilizada em conjunto com a ecografia para avaliar qualitativa, semi-quantitativa ou quantitativamente a deformabilidade de lesões sujeitas a tensão [59-61]. A imagem obtida é traduzida num elastograma.

Esta técnica foi desenvolvida para melhorar a especificidade da ecografia mamária em modo B, acrescentando a compressibilidade e a dureza da lesão aos critérios morfológicos das lesões.

A ideia de utilizar os ultra-sons para avaliar a deformabilidade de um tecido remonta a 1983, quando A. Eisenscher [62] descreveu uma técnica conhecida como ecoseismografia, que utilizava o modo TM. Em 1991, J. Ophir deu à técnica o nome de elastografia [61]. Os primeiros estudos in vivo datam de meados da década de 1990 [63].

A elastografia é atualmente objeto de muita investigação e publicação no domínio da imagiologia da mama [64-66], mas está também a progredir na imagiologia de outros órgãos, como a tiroide, o fígado e a próstata [67].

1.4.1. Princípio físico

Temos de voltar sempre às definições:

A dureza é a capacidade de um material suportar tensões.

A rigidez é o grau de deformação elástica do material sob esta tensão.

A elasticidade é a capacidade de um material regressar à sua forma original quando sujeito a tensão ou oscilação mecânica.

Uma lesão benigna é normalmente mais firme do que o tecido mamário normal circundante, mas mais mole do que uma lesão maligna [68]. Esta noção é explicada pelo módulo de elasticidade ou módulo de Young.

Thomas Young (1773-1829) foi um médico e físico britânico que observou que a relação entre a tensão de tração aplicada a um material homogéneo isotrópico e a deformação resultante, o "alongamento relativo", é constante desde que a deformação permaneça moderada e o limite elástico do material não seja atingido. Esta constante é designada por módulo de Young ou módulo de elasticidade longitudinal.

Se σ é a tensão, 8 é a deformação e E é o módulo de Young, a lei de Hooke é: $\sigma = E$ 8 (fig. 1). Para a mesma tensão, um material com um módulo de elasticidade (E) elevado sofrerá menos deformação do que um material com um módulo de elasticidade (E) mais baixo. O módulo de Young tem uma grande amplitude dinâmica entre diferentes tecidos biológicos, o que o torna ideal para caraterizar diferentes tecidos [69]. Em geral, o tecido adiposo deforma-se mais facilmente do que o tecido fibroso ou canceroso e regressa ao seu estado inicial mais lentamente do que a gordura ou o músculo [70].

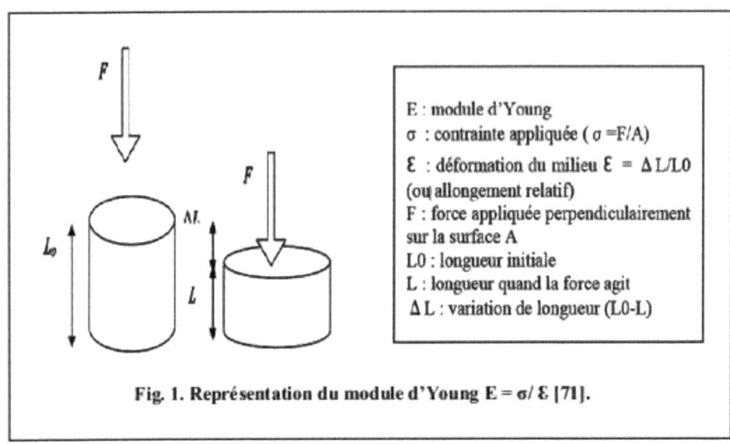

Fig. 1. Représentation du module d'Young E = σ/ ε [71].

E: Módulo de Young
σ: tensão aplicada (σ =F/A)
£ = deformação do meio *E* Δ L/LO (ou| alongamento relativo)
F: força aplicada perpendicularmente à superfície A
LO: comprimento inicial
L: comprimento quando a força actua
Δ L: variação do comprimento (LO-L)

= Fig. 1 Módulo de Young E σ/ E [71].

O módulo de Young é expresso em termos do módulo de compressão (K) e do módulo de cisalhamento (μ) (fig. 2). Nos tecidos biológicos moles, o módulo de Young é o principal reflexo do módulo de cisalhamento:

E = 9 Kμ que pode ser simplificado para 3 μ.
3 K+μ

A elastografia, ao utilizar técnicas de intercorrelação entre imagens de ultra-sons sucessivas, permite monitorizar a deformação dos tecidos e produzir um mapa módulo de Young dos tecidos. Tem-se dito que a elastografia é uma "palpação assistida por computador".

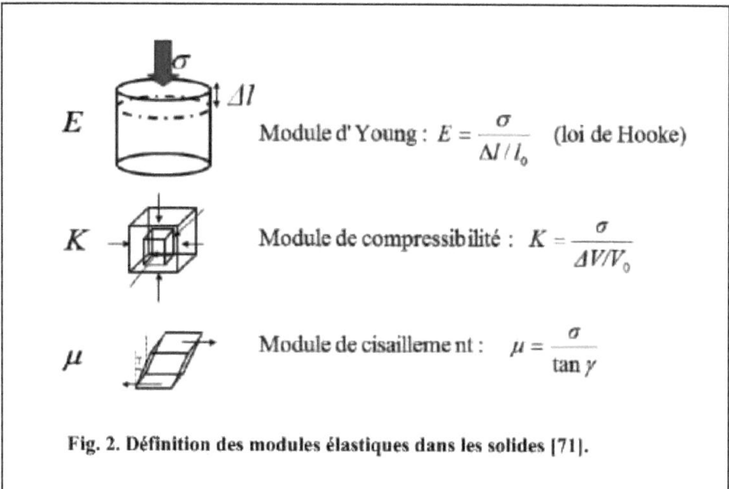

Fig. 2. Définition des modules élastiques dans les solides [71].

Há dois tipos básicos de deformação que um sólido elástico pode sofrer: compressão uniforme (mudança de volume sem mudança de forma) e deslizamento ou cisalhamento (mudança de forma sem mudança de volume) (fig. 3).
A elastografia é o acoplamento de uma tensão mecânica (que produz a deformação) a um sistema de medição das deslocações dos tecidos [70].

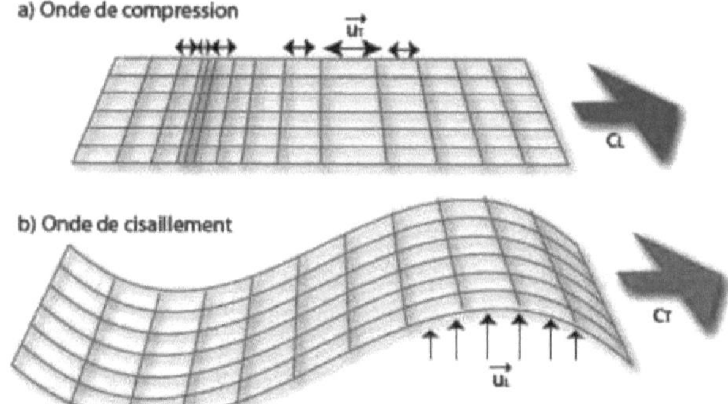

Fig. 3 Deformação elementar de um sólido elástico. a) A onda de compressão (P) propaga-se através de variações sucessivas do volume do meio. O deslocamento do meio u é paralelo à sua direção de propagação com uma velocidade CL. O ultrassom, utilizado em ecografia, é uma onda de compressão. O som é também uma onda de compressão na gama de frequências audíveis; b) a onda de cisalhamento (S) propaga-se por movimentos sucessivos perpendiculares à direção de propagação com uma velocidade CT [72].

A carga mecânica pode ser :

- Estática: compressão manual do peito. A deformação ocorre muito lentamente e é, por conseguinte, quase estática. Os efeitos de viscosidade não estão presentes e o material comporta-se como um sólido puro [73].
- Dinâmica: através do estabelecimento de uma vibração contínua de baixa

frequência. Os efeitos transitórios não estão presentes e as ondas podem ser consideradas como estando num estado estacionário [74]. A frequência não nula significa que a viscosidade tem de ser tida em conta e o estado estacionário conduz a reflexões que requerem a aquisição de dados 3D, como os ultra-sons 3D.

- Impulsiva: a excitação mecânica envolve um choque mecânico com uma largura de banda bastante ampla. É emitido um conjunto de ondas que se propagam a diferentes frequências em direção ao objeto. Este método requer uma resolução temporal muito elevada para distinguir os diferentes componentes de frequência, pelo que é normalmente utilizado em ultra-sons devido à sua imagem em tempo real [75, 76].

1.4.2. Técnicas de elastografia [77-81]

A elastografia é a relação entre a tensão e a deformação. Todas as técnicas existentes baseiam-se nestes três passos:

- aplicação de uma excitação ao tecido, resultando numa resposta estática ou dinâmica envolvendo propriedades elásticas longitudinais ou de cisalhamento;
- imagiologia de tecidos em rutura ;
- a partir das várias imagens, determinação de um parâmetro dependente do tipo de excitação e da dureza do tecido.

As diferentes técnicas são classificadas de acordo com a ação exercida sobre os tecidos e são de dois tipos em ultra-sons:

- Elastografia estática (também conhecida como elastografia relativa, de tensão ou de deformação), que utiliza o módulo de Young (E) para visualizar a sua deformação;
- medir a sua capacidade de modificar a velocidade de uma onda que a atravessa: trata-se da elastografia transitoriente (ou ondas de cisalhamento), que utiliza o módulo de cisalhamento (μ).

1.4.2.1. Elastografia estática ou imagiologia das deformações

No início dos anos 90, a equipa de Ophir desenvolveu a primeira técnica de elastografia [61]. A técnica foi testada em cancros da mama com resultados interessantes [82]. Este método apenas permite uma avaliação qualitativa do módulo de Young. A sonda é comprimida manualmente de forma extemporânea e a deslocação do tecido antes e depois da compressão é então medida. Este método pode ser utilizado para avaliar a deformação axial e lateral das lesões sob tensão axial (Fig. 4) [83]. Trata-se de um método simples e rápido que requer um período de aprendizagem.

Esta técnica produz resultados:

- Os aspectos qualitativos diferem de um fabricante para outro.
- Semi-quantitativo.

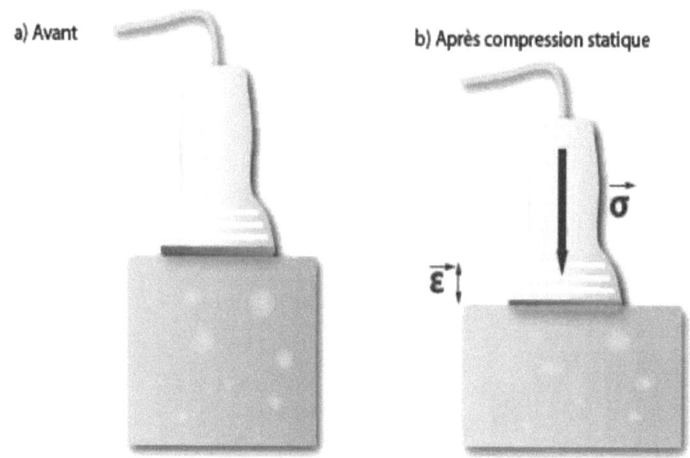

Fig. *4:* **Princípio da elastografia estática.**

A elastografia estática reconstrói um elastograma calculando as deformações devidas à compressão estática exercida pelo operador através da sonda de ultrassom. [72].

1.4.2.1.1. Análise qualitativa

Trata-se de uma avaliação do elastograma, que difere consoante o fabricante, quer em função da escala de cinzentos, quer em função da escala de cores. A elastografia estática analisa imagens de tecidos submetidos movimentos de pressão-descompressão de baixa amplitude. Estas imagens são adquiridas em tempo real e a cores e classificadas de acordo com a classificação de Ueno e Itoh em cinco categorias [84] (fig. 5) para o modelo Hitachi. As lesões 1 a 3 são consideradas benignas e as lesões 4 e 5 malignas.

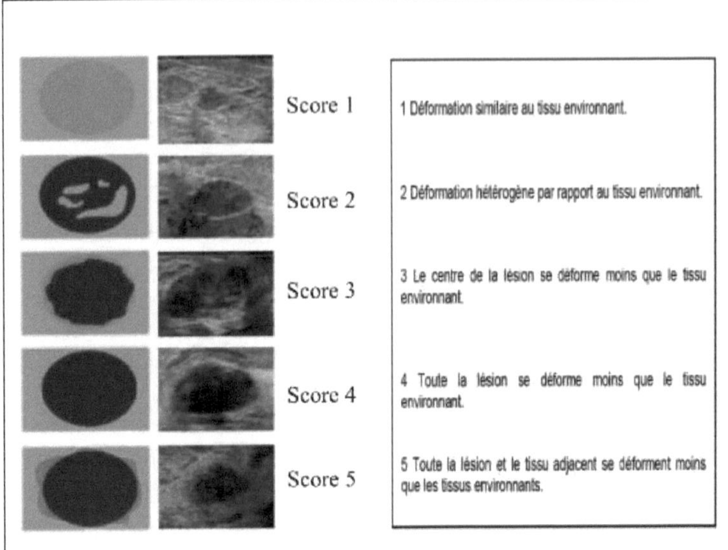

Fig. 5. Score de l'université de Tskukuba. Une échelle couleur de 1 à 5 est associée à un risque accru de malignité.

1.4.2.1.2. Análise quantitativa

a. Rácio de elasticidade

Calculando o rácio de lesão de gordura ou rácio de tensão (FLR) [84]. O FLR é expresso como um desvio padrão.

FLR = velocidade média da gordura circundante / velocidade média da lesão.

Esta medida quantifica a correlação de elasticidade entre duas regiões de interesse. A primeira região de interesse delimita a lesão e a segunda é a região de referência correspondente à gordura circundante [85, 86]. Esta medida é independente do movimento de compressão exercido pelo radiologista (fig. 6).

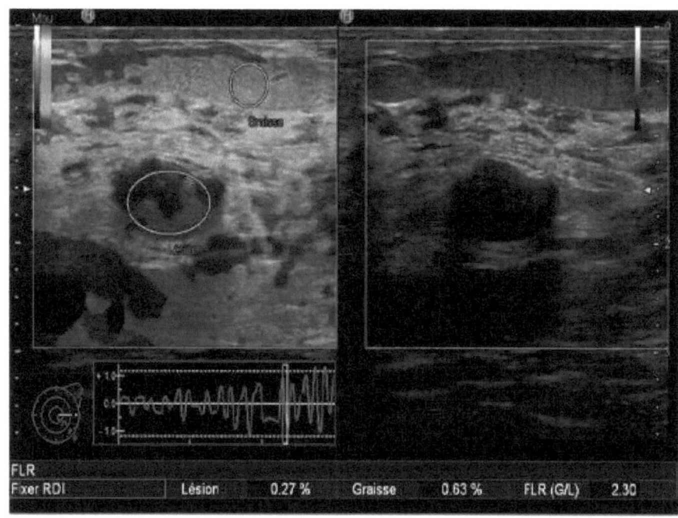

Fig. 6: Cálculo do rácio de elasticidade utilizando a elastografia estática. A primeira ROI (L) é traçada na lesão e a segunda ROI (G) é traçada na gordura subcutânea. O rácio G/L corresponde ao rácio de elasticidade, que neste exemplo é calculado como 2,30.
Histologia: fibroadenoma.

b. Rácio de dimensão

A avaliação do rácio de tamanho é a relação entre o tamanho da lesão na ecografia em modo B e o tamanho da lesão na imagem elastográfica [87-90]. Uma lesão benigna é geralmente mais flexível e mais deformável, observada frequentemente mais pequena na elastografia do que no modo B, enquanto o tamanho dos tumores malignos na elastografia é maior do que o observado no modo B (fig. 7) [91].

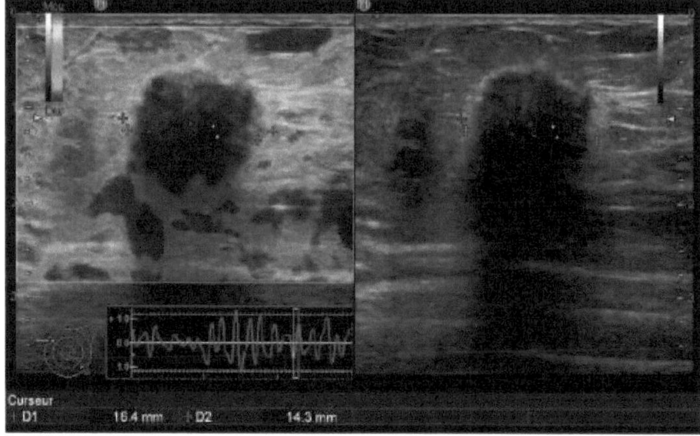

Fig. 7 Cálculo do rácio de tamanho na elastografia estática. A relação entre o eixo mais

longo da lesão medido na imagem elastográfica e o eixo mais longo da imagem correspondente medida no ultrassom de modo B. O rácio de tamanho neste exemplo foi calculado como sendo 1,15. Histologia: Carcinoma infllante NST.

Esta técnica tem sido estudada objetivamente em vários trabalhos científicos com diferentes dispositivos, apresentando resultados variáveis com sensibilidades entre 70,1% e 86,5% e especificidades entre 84% e 95,7% [84, 92-96]. Num estudo multicêntrico envolvendo nove centros e 442 lesões classificadas como Bi-RADS 3 e 4, a sensibilidade foi de 68% e a especificidade de 90% [96]. De acordo com os estudos, quando a elastografia é combinada com a ecografia de modo B, verifica-se uma melhoria na especificidade [65, 97].

No estudo de Thomas [97] de 108 lesões, 49 das quais eram malignas, a especificidade foi aumentada, mas em uma extensão variável dependendo do observador (+ 6,7 a 13,5%) em comparação com a ultrassonografia de modo B.

1.4.2.2. Elastografia por ondas de cisalhamento

O laboratório Ondes et Acoustique da École Supérieure de Physique et Chimie Industrielle, em Paris, implementou a elastografia transitoriente, associando um protótipo de imagem de ultra-sons a uma vibração mecânica de baixa frequência utilizada na superfície do corpo.

Vários anos de investigação permitiram a deteção de tumores mamários in vivo através de um protótipo [99]. Os novos avanços da investigação permitiram substituir o vibrador externo por um feixe de ultra-sons focado durante algumas centenas de milissegundos (ms); este feixe desloca o tecido em algumas dezenas de microns. A mesma sonda de ultra-sons é agora utilizada para vibrar os tecidos à distância e obter rapidamente imagens dos seus movimentos.

A elastografia por ondas de cisalhamento é uma nova técnica de elastografia que regista os deslocamentos transversais e a propagação de ondas de cisalhamento geradas por ultra-sons focalizados. A elasticidade está diretamente relacionada com a velocidade de propagação. A captura e registo de deslocamentos envolve a aquisição de vários milhares de imagens por segundo.

Na elastografia por ondas de cisalhamento estão envolvidas três ondas (fig. 8):

- A onda inicial, ou onda de compressão dos ultra-sons, é gerada pela zona mediana da sonda, de forma rítmica, de 2 em 2 segundos, sem intervenção do operador. É uma onda extremamente rápida (Bulk wave) (1550 m/s), que gera um sinal ultrassónico conhecido como "sinal Mach".
- Num ponto focal, esta onda irá gerar uma força de radiação acústica que gera ondas perpendiculares que irão progredir tangencialmente através da pele. Estas ondas de cisalhamento são mais lentas do que a onda inicial (1-10 m/s) e a sua velocidade aumenta quando atravessam uma estrutura mais dura (fig. 9) [100].
- A terceira onda é o feixe de insonação, que permite registar as variações de velocidade e, assim, deduzir μ, o módulo de cisalhamento. O módulo de Young E é 3 vezes o módulo de cisalhamento, pelo que pode ser utilizado para atribuir um

valor à dureza em kPa [101].

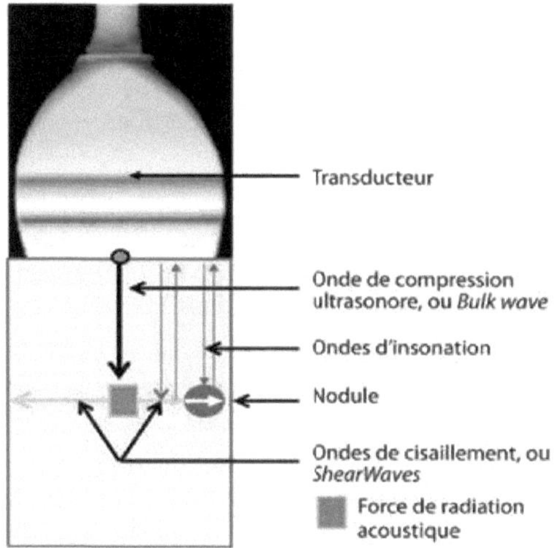

Transdutor
Onda de compressão ultra-sónica, ou *onda Bulk*
Ondas de insonação
Nódulo
Ondas **de cisalhamento**
Força de radiação acústica

Fig. 8: Elastografia por ondas de cisalhamento [101].

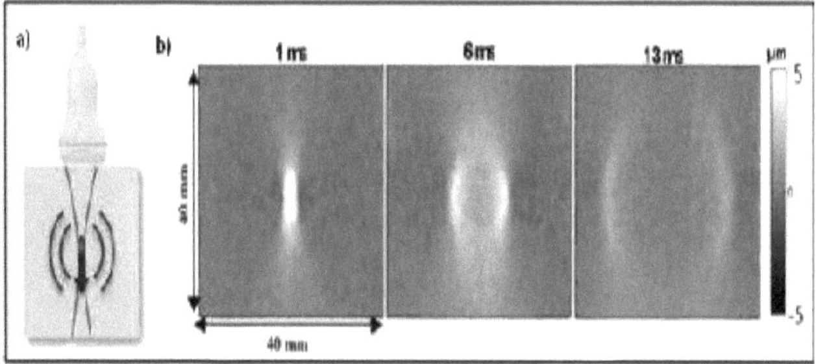

Fig. 9 Força de radiação ultra-sónica, (a) Uma força de radiação pode ser aplicada ao tecido através da emissão de um disparo de ultra-sons focalizados utilizando uma sonda de ultra-sons convencional. (b) Deslocações axiais induzidas pela força de radiação ultra-sónica num gel de ágar-gelatina. A frequência dos ultra-sons é de 4,3 MHz e a duração do disparo de ultra-sons é de 100 ps [100].

Esta técnica fornece resultados qualitativos em termos de escala de cores e resultados quantitativos. No estudo efectuado por A. Athanasiou [102], as lesões malignas tinham uma elasticidade de E= 170,1 +/- 42 kPa, enquanto as lesões benignas tinham uma elasticidade de E= 53 +/- 19,8 kPa. Para os quistos, a elasticidade foi de 0 kPa.

A vantagem desta técnica é a sua insensibilidade aos artefactos de movimento.

Existem duas tecnologias comercialmente disponíveis para este registo, a Supersonic Shear Imaging (SSI) e a Acoustic Radiation Force Impulse (ARFI) [103].

1.4.2.2.1. Tecnologia de imageologia de cisalhamento supersónico

Este sistema é constituído um formador de feixe que utiliza o sinal de radiofrequência produzir mais de 5000 imagens por segundo e registar as variações da velocidade da onda tangencial. O valor da dureza das estruturas atravessadas pela onda de cisalhamento é dado em tempo real [102, 104].

Graças a uma técnica de recolha ultra-rápida, a propagação das ondas de cisalhamento pode ser seguida em tempo real. A fonte de vibração da onda é "supersónica", o que permite aumentar a velocidade de propagação das ondas de cisalhamento e focalizá-las na profundidade desejada, reduzindo a energia acústica utilizada [104, 105] (fig. 10). Num meio contendo uma lesão dura, a onda de cisalhamento é deformada e a sua velocidade é acelerada. O seu deslocamento está intimamente ligado às propriedades viscoelásticas do tecido; obtém-se assim um mapa quantitativo de elasticidade (fig. 11).

As vantagens da elastografia SWE são que ela pode ser realizada durante o exame de ultrassom, que ela é quantitativa e que é virtualmente insensível a artefatos de movimento. Em termos de riscos, foi demonstrado que a intensidade acústica induzida está abaixo dos níveis definidos pela Food and Drug Administration (norma 510K) [104].

Num dos artigos publicados por Evans et al [106], verificou-se que esta técnica tinha uma sensibilidade de 95%, uma especificidade de 77%, um valor preditivo positivo de 84% e um valor preditivo negativo de 91%.

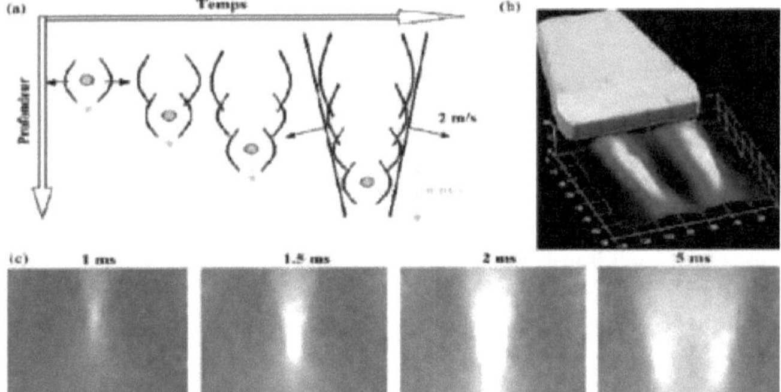

Fig. 10 Princípio da elastografia por ondas de cisalhamento. (a) Princípio da geração de uma fonte de cisalhamento que viaja a uma velocidade supersónica. lei, a fonte viaja a 6 m/s em comparação com uma velocidade de onda de cisalhamento de 2 m/s. **(b)** Representação tridimensional das deslocações micrométricas induzidas na guinada da imagem de ultra-sons. **(c)** Deslocações axiais produzidas em regime supersónico num gel de ágar-gelatina. A experiência completa é concluída em menos de 10 milissegundos [106].

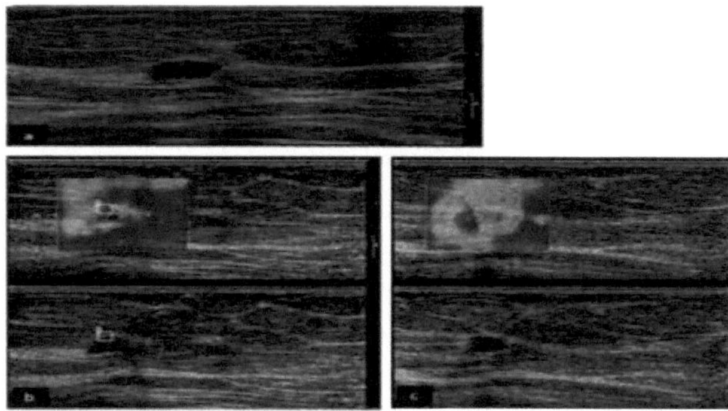

Fig. 11. Elastografia por ondas de cisalhamento (a) lesão classificada como BI-RADS 3 no modo **B; (b, c)** elastografia por ondas de cisalhamento. Mapeamento elastográfico: o sinal é heterogéneo, duro na periferia e os valores são elevados. Elasticidade máxima 180 kPa. A lesão é reclassificada BI-RADS 4. Histologia: cancro invasivo tipo NST [107].

1.4.2.2.2. Tecnologia de impulso de força de radiação acústica (ARFI)

O modo "ARFI" ou "Acoustic Radiation Force Imaging" é um método desenvolvido por K. Nightingale [108-110]. Também utiliza a pressão de radiação, mas emprega um único feixe de ultrassom focado e não analisa a propagação da onda de cisalhamento, mas o deslocamento local do alvo segundo a força de radiação acústica. A aplicação da força de radiação desloca ligeiramente o tecido no foco de acordo com a lei de Hooke. O transdutor muda então para o modo de imagem e detecta o deslocamento no foco usando interferometria de speckle de ultrassom.

A técnica de interferometria de speckle de ultrassom [111], usada anteriormente em elastografia estática, permite a correlação janela a janela do sinal de ultrassom para detetar o deslocamento do tecido com sensibilidade submicrométrica. É assim possível seguir a deslocação e o relaxamento do tecido em função da força de radiação. Em particular, as propriedades temporais destas curvas de relaxamento permitem deduzir informações sobre a elasticidade e a viscosidade apenas no ponto focal (fig.12) [112].

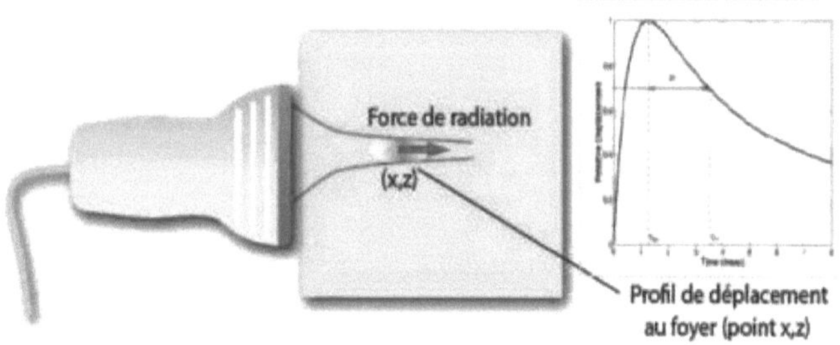

Fig. 12 Princípio da elastografia ARFI.

A força de radiação é utilizada para deslocar o tecido no foco. O estudo do perfil de deslocamento, em particular o seu máximo e o tempo de relaxamento, fornece informações sobre a dureza do meio. Este perfil de deslocamento é estimado pela correlação cruzada axial do speckle na linha correspondente ao ponto focal [72].

A técnica ARFI permite igualmente reconstruir uma imagem completa por varrimento da zona, mas tem o inconveniente de aumentar o tempo de aquisição para formar uma imagem completa e de depositar muita energia no meio, o que pode provocar um aquecimento considerável [113]. Este módulo regista o deslocamento tangencial na vizinhança da sonda incidente [114].

Em Supersonic Shear Imaging, Nightingale et al. também estão interessados na propagação de ondas de cisalhamento geradas por pressão de radiação e propuseram um novo modo ARFI, permitindo a medição quantitativa do módulo de Young [115].

A elastografia ARFI é rápida e fácil de utilizar, em tempo real. Uma vez selecionado o modo de elastografia ARFI, um impulso de onda curta (0,03-0,4 ms) de elevada potência acústica provoca a excitação interna do tecido (deslocação superior a 20 μ) na zona de interesse (ROI), que é captada pela focagem convencional da sonda acústica. Os disparos são sucessivos e emitidos em intervalos curtos de modo a seguir as deslocações do tecido, a sequência de deteção de impulsos é gerada ao longo de toda a largura da ROI.

A elastografia ARFI combina uma análise qualitativa (imagiologia tátil virtual: VTI), que reproduz a dureza de uma área de interesse em escala de cinzentos ou a cores, e uma análise quantitativa (quantificação tátil virtual: VTQ), que mede a velocidade média de propagação da onda de cisalhamento em m/s posicionando uma ROI de tamanho definido. O limiar de velocidade para a diferenciação entre massas benignas e malignas varia entre os estudos, indo de 2 a mais de 4 m/s [116-119]. Em geral, uma velocidade superior a 2 m/s é sugestiva de uma lesão maligna e vice-versa (fig. 13).

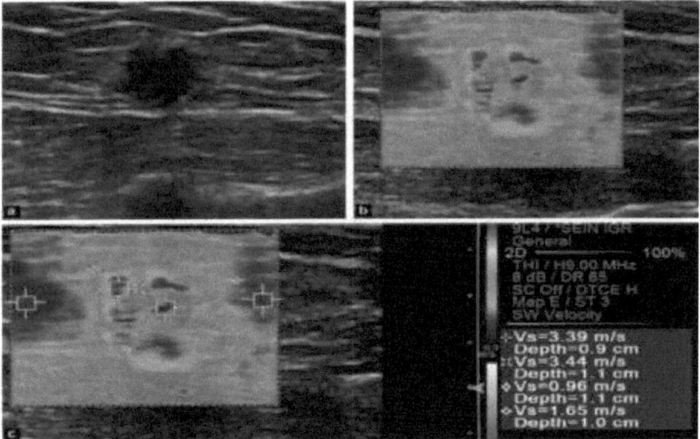

Fig. 13. Elastografia em modo ARFI (Siemens®), (a) lesão de 6 mm, microlobulada, suspeita; **(b)** lesão

ligeiramente deformável em modo ARFI a cores, com áreas predominantemente vermelhas e cor de laranja dentro e à volta da lesão. (c) as velocidades medidas na lesão são muito elevadas (> 3 m/s), o que favorece uma lesão maligna. Histologia: Carcinoma infiltrante NST, grau II [120].

1.4.3. Aplicações clínicas

A principal utilização da elastografia mamária é melhorar a caraterização das lesões benignas e malignas da mama [86, 121]. Numerosos estudos demonstraram que a utilização de parâmetros de elastografia, para além dos parâmetros de ultra-sons, optimiza a pontuação BI-RADS [122, 123].

1.4.3.1. Lesões benignas da mama

O termo "lesões benignas da mama" refere-se a um grupo heterogéneo de lesões que podem apresentar uma grande variedade de sintomas.

A incidência de lesões mamárias benignas aumenta durante a segunda década de vida, com um pico na quarta e quinta décadas, ao contrário da patologia maligna, cuja incidência aumenta após a menopausa, mas a um ritmo mais lento [124].

As doenças benignas da mama podem ser lesões difusas da glândula mamária ou lesões focais.

No primeiro caso, o aumento do componente epitelial e do tecido conjuntivo resulta num vasto polimorfismo ecográfico, mais frequentemente representado por microcistos e dilatação ductal. Certas patologias, como a adenose esclerosante, podem gerar imagens semelhantes lesões malignas. A elastografia acrescenta detalhes importantes para definir os diferentes componentes do tecido e a sua elasticidade, embora esta técnica pareça ser mais útil no estudo de lesões focais [125].

As lesões focais benignas têm geralmente uma forma redonda ou oval, com um aspeto "mais largo do que alto", indicando uma orientação paralela à parede torácica, normalmente com limites claros e contornos regulares. A ecoestrutura pode ser hipoecóica (massa sólida) ou anecóica (quística) e é frequentemente homogénea. A vascularização é variável e depende da natureza histológica da massa.

Em geral, as lesões benignas são mais duras do que o tecido mamário normal, mas mais moles do que os tumores malignos [126, 127]. Podem ocorrer excepções e algumas lesões benignas, como adenofibroma e a citosteatonecrose, podem ser difíceis de palpar e causar falsos positivos na elastografia [102].

As lesões benignas são descritas na elastografia como uma lesão com uma pontuação colorimétrica baixa (pontuação 1 - 2), enquanto a pontuação de corte para distinguir entre uma massa benigna e uma maligna é 3 - 4 de acordo com a classificação colorimétrica de Ueno-Itoh [84].

Sobre o tema elasticidade e rácios de dimensão, foram realizados vários estudos em 2010-2011. Uma meta-análise efectuada por Sadigh [123] avaliou 12 artigos de 3000 referências. O limiar do rácio de elasticidade variou de 0,5 a 4,5 nos diferentes estudos. A sensibilidade média foi de 88%, com uma especificidade de 83% para o rácio de elasticidade e de 98% e 72% para o rácio de tamanho.

A experiência obtida na quantificação tecidual de lesões mamárias utilizando o modo ARFf é extremamente limitada, representada por poucos artigos [116, 117, 128, 129].
No artigo mais recente de Tozaki et al, sobre uma série de 161 massas, incluindo 43 cancros, o limiar para diferenciar lesões benignas e malignas é de 3,59 m/s [117], embora tenha sido previamente descrito como 3,065 m/s por Bai et al [119]. Segundo Tozaki, a velocidade média de propagação das ondas de cisalhamento em 76,5% das lesões malignas é superior à das lesões benignas (4,49 m/s vs 2,68 m/s). Em 23,5% das lesões malignas, não foi possível medir a velocidade da onda de cisalhamento. O autor conclui que o modo ARFf pode ser útil no diagnóstico de lesões benignas. Na prática, o limiar de diferenciação benigno/maligno pode variar de 2,20 m/s a 4,5 m/s, dependendo dos estudos que avaliaram esta técnica [116-118].
Os resultados de um estudo multicêntrico efectuado em 16 centros em cerca de 1800 pacientes estão disponíveis e são relatados por Berg et al (estudo BEI) [130]. Este estudo incidiu sobre os primeiros 958 doentes e 939 lesões, das quais 289 eram malignas. Os critérios elastográficos mais relevantes e reprodutíveis são a forma da lesão e a natureza homogénea ou heterogénea do mapeamento a cores e a elasticidade máxima avaliada na escala de cores ou medindo o valor máximo (Emax) com um limiar de elasticidade máxima de 80 kPa na área mais dura da lesão. A especificidade foi aumentada de 61,1% para 78,5% (77,4% para a elasticidade máxima quantitativa Emax) sem alteração da sensibilidade. As taxas de malignidade das lesões Bf-RADS 3 foram reduzidas para 1% (vs. 2,6%). O VPP das lesões BI-RADS 4a foi mais do que duplicado, reduzindo o número de biópsias desnecessárias nesta categoria (taxa de malignidade: 9,3%). O ganho para o subgrupo de massas ovais e circunscritas (181 casos) é particularmente interessante, com o mapeamento a cores a permitir a identificação de todos os cancros classificados como BIRADS 3 (4 casos).
Os quistos complicados foram frequentemente associados a um aspeto de múltiplas camadas no mapeamento elastográfico a cores [90, 98]. Trata-se provavelmente de um artefacto na distribuição da cor devido à escassez de ecos, que afecta o cálculo elasticidade e é frequentemente a causa de erros de medição [125].
Na elastografia, os quistos podem ter aparências elastográficas variáveis, surgindo frequentemente como lesões duras, pouco deformáveis, geralmente representadas a azul no mapa de cores e com um rácio de elasticidade elevado, devido à sua baixa compressibilidade [86].
As propriedades elastográficas dos adenofibromas são controversas. Alguns estudos relatam uma diferença substancial nos componentes fibrosos em comparação com o parênquima circundante [84], enquanto outros autores descrevem os adenofibromas como difíceis de avaliar por mapeamento a cores devido à sua elasticidade semelhante à da glândula mamária [131, 132], sendo o intervalo do rácio de elasticidade relatado pela maioria dos autores para este tipo

específico de lesão de cerca de 2,1 ± 0,8 [133]. Os adenofibromas com um grande componente fibroso e baixa densidade celular podem parecer suspeitos no mapeamento a cores, mas em todos os casos o rácio de elasticidade é inferior ao das formas malignas [84, 134].

A citostatonecrose ocorre após um traumatismo físico da mama, qualquer que seja a sua natureza (cirúrgico, biópsia, radiação, traumático), tem um aspeto ecográfico variável, quisto anecogénico, quisto ecogénico homogéneo ou com nível líquido-gordura, podendo ser muito preocupante na presença de uma imagem irregular atenuante. A progressão para a esclerose pode dar origem a imagens ecográficas controversas. A cicatriz radial ou centro proliferativo de Aschoff, por exemplo, aparece nas imagens como uma distorção arquitetónica devido à reação fibrosa do tecido glandular circundante. Pode ser difícil diferenciá-lo de certos cancros invasivos bem diferenciados, cuja expressão radiológica é uma imagem de convergência muito marcada.

A cicatriz radial é difícil de diferenciar das lesões malignas devido ao aspeto elastográfico semelhante na maioria dos . A citosteonecrose é diagnosticada de forma fiável na mamografia, enquanto a cicatriz radial continua a ser um desafio diagnóstico que só pode ser verificado por exame histológico [135].

1.4.3.2. Lesões malignas da mama

O cancro da mama apresenta-se normalmente como uma lesão focal com caraterísticas malignas, tais como uma massa irregular, contornos irregulares ou mesmo espiculados, atenuação acústica posterior, um halo periférico ecogénico com uma reação desmoplásica em torno da lesão, calcificações e vascularização significativa ao Doppler.

A lesão maligna pode também apresentar caraterísticas inespecíficas, como distorção arquitetural e redema difuso da glândula [136]. A forma difusa é típica dos carcinomas com caraterísticas inflamatórias, em que há espessamento da gema cutânea, ecogenicidade anormal da mama e dilatação dos vasos linfáticos cutâneos e subcutâneos sob a forma de bandas anecogénicas.

A dureza do tumor é uma caraterística da matriz extracelular (estroma anormalmente firme), modulada pelo colagénio e fibroblastos activados, e é conhecida como transformação desmoplásica [137]. As lesões malignas são menos deformáveis do que o tecido mamário saudável e têm um módulo de elasticidade mais complexo [103], em concordância com os resultados do estudo de Krouskop et al [73].

Alguns cancros da mama podem ter um aspeto deformável, com uma aparência pseudobenigna à elastografia, como os tumores medulares, mucinosos e papilares, certos carcinomas infiltrativos necróticos inespecíficos e lesões com menos de 5 mm por terem pouco estroma de reação [102, 138]. Algumas destas lesões podem mesmo aparecer como quistos na elastografia (cancros mucinosos) [131, 134, 139]. Giuseppetti et al [139], no seu estudo (91 nódulos, 27 benignos, 64 malignos), observaram que o tipo histológico e o tamanho da lesão influenciam o grau de elasticidade. As formas ductais podem ter diferentes padrões de elasticidade, dependendo do seu componente fibro-hialino e do estádio do tumor (um tumor ductal pequeno tende a ter um componente fibroso mais pequeno). As formas lobulares têm caraterísticas histopatológicas particulares, tais como baixa celularidade, baixo componente fibro-hialino e reação desmoplásica moderada, particularmente em lesões pequenas. Este estudo demonstrou que a elastografia estática tem uma sensibilidade e especificidade de 79% e 89%, respetivamente, no diagnóstico de massas benignas versus malignas. A elastografia é utilizada principalmente para lesões suspeitas, classificadas como BI - RADS 3 e 4, mas o tratamento não se altera no caso de lesões BI-RADS 1, 2 e 5 [85, 86].

Zhi et al [87] compararam a mamografia, a ecografia e a elastografia estática na avaliação de massas em mamas densas. O estudo incluiu 296 lesões (209 benignas, 87 malignas). A elastografia obteve a maior especificidade (95,7%) e a menor taxa de falsos positivos (4,3%) em comparação com os outros métodos. A maioria dos falsos negativos ocorre em carcinomas infiltrativos não específicos com uma grande área central de necrose. A combinação de ultra-sons e elastografia estática melhorou a sensibilidade (89,7%), a especificidade (95,7%), a taxa de falsos negativos (9,2%) e o VPP (89,7%).

O exame semi-quantitativo por elastografia estática mostra que as lesões malignas têm um rácio de elasticidade elevado (entre 2 [140] e 3,52 [141]) e um rácio de tamanho elevado, superior a 1 [142].

Barr et al [142] apresentaram os resultados de um estudo multicêntrico que incluiu 222 lesões malignas e atípicas e 431 lesões benignas. Um rácio de dimensão superior a 1 foi encontrado em 219 lesões malignas de 222 e um rácio de dimensão inferior a 1 foi encontrado em 361 lesões benignas de 431, o que dá uma sensibilidade de 98,6% e uma especificidade de 87,4%. O tamanho da lesão na elastografia pareceu correlacionar-se melhor com o tamanho histológico.

Utilizando a técnica ARFI, as massas malignas apresentam valores mais elevados do que as lesões benignas, como demonstrado no estudo de Bai et al [119] com valores de velocidade entre 2,25 ± 0,59 m/s para as lesões benignas e cerca de 5,96 ± 2,96 m/s para as lesões malignas.

Tozaki et al [117] estudaram uma série de 161 massas, incluindo 43 cancros, utilizando um limiar de 3,6 m/s para diferenciar entre lesões benignas e malignas, obtendo uma sensibilidade de 91% com uma especificidade de 80,6%.

O exame de lesões malignas utilizando ondas de cisalhamento, no estudo de Athanasiou et al [102], deu um valor médio de elasticidade de 146,6 kPa ± 40,05 ($\rho < 0{,}001$), enquanto as massas benignas tinham um valor de elasticidade de 45,3 kPa ± 41,1 ($p < 0{,}001$). Os cistos complexos foram diferenciados das lesões sólidas por um valor de elasticidade de 0 kPa. A elastografia por ondas de cisalhamento mostrou maior especificidade do que a ultrassonografia (96% vs 63%), enquanto a sensibilidade foi semelhante para ambos os métodos (95% e

96%).

1.4.3.3. Limites

A elastografia mamária tem uma série de limitações, principalmente relacionadas com a densidade do tecido glandular e a massa mamária, mas também com a técnica elastográfica.

A elevada densidade do tecido mamário pode levar a lesões mamárias falso-negativas [143]. A elastografia avalia a elasticidade e a deformabilidade das lesões em comparação com o tecido circundante, o que pode, por vezes, ser uma fonte de erros de interpretação.

A compressão adequada é também um fator importante que pode influenciar o fator de elasticidade, particularmente na elastografia estática [144]. A recomendação geral é que o transdutor deve estar em contacto muito leve com a pele no início do exame, porque a compressão e a elasticidade deixam de ser proporcionais a partir de um determinado grau de compressão [145-147].

A avaliação deve ser efectuada com maior precisão para as lesões superficiais do que para as profundas, dada a dimensão das mamas [143,145], enquanto que uma lesão próxima do mamilo dificulta a obtenção de uma óptima qualidade de imagem [128].

São necessários mais estudos para investigar estas questões, uma vez que ainda não foram efectuados estudos que tenham em conta a profundidade da lesão, o tamanho da lesão e se esta é palpável ou não.

Por último, apenas alguns estudos descrevem a correlação entre as caraterísticas histológicas e os resultados da elastografia, pelo que o diagnóstico e o desempenho clínico da elastografia em diferentes tipos de lesões ainda não são totalmente conhecidos.

2. Questões

A ecografia mamária é uma técnica de imagem altamente sensível, com sensibilidade superior a 90%, mas a especificidade é baixa a moderada e varia de acordo com as séries, sem ter em conta os avanços técnicos como as sondas de alta frequência, os modos harmónico e composto e o Doppler a cores, combinados com a análise semiológica de acordo com o léxico ACR BI-RADS [10].

O American College of Radiology Imaging Network (ACRIN) avaliou o valor acrescentado da ecografia no rastreio mamográfico, comparando a mamografia isolada com a combinação de mamografia e ecografia em doentes de alto risco com seios densos [147]. A sensibilidade do rastreio foi aumentada em 27% com a adição da ecografia, mas com uma perda de especificidade de 6,12% [148].

Por outro lado, as taxas de biópsia aumentaram de 3,2% para 5,2% e o valor preditivo positivo da biópsia para estas lesões detectadas por ecografia é baixo, estimado em 8,9%, em comparação com 22,6% para as lesões detectadas por mamografia. Além disso, esses achados ultra-sonográficos falso-positivos são frequentemente responsáveis por uma vigilância desnecessária de aproximadamente 8,6% das lesões contra 2,2% das lesões detectadas por mamografia [149].

A ecografia tem algumas limitações, tanto em termos de deteção como de caraterização das lesões:

- diferenciação entre massas sólidas e líquidas ;
- identificação do conteúdo dos quistos ;
- estimativa do tamanho das lesões ;
- deteção e caraterização de lesões isoecogénicas da gordura e de lesões profundas;
- Visualização de cancros que se desenvolvem por extensão difusa sem síndroma de massa, tais como cancros lobulares infiltrantes e cancros endocanais;
- vascularização não discriminatória.

Além disso, a reprodutibilidade do BI-RADS final é baixa, estimada globalmente em 0,28; é melhor para as lesões classificadas como BI-RADS 5, com 0,56, 0,32 para as categorias BI-RADS 3 e muito baixa para as lesões classificadas como BIRADS 4a e 4b, estimada em 0,14 e 0,16, respetivamente [150].

Neste contexto, foram desenvolvidos métodos de elastografia que avaliam a dureza (ou elasticidade) dos tecidos ou os seus deslocamentos relativos para fornecer uma imagem da elasticidade ou deformação.

A fim de situar a elastografia por ultra-sons no contexto de outros estudos de imagem na gestão das lesões mamárias, propusemo-nos cumprir os objectivos deste estudo:

A elastografia melhora a capacidade do radiologista para caraterizar as lesões mamárias?

Pode reduzir o número de biopsias de lesões benignas da mama?

Melhora a gestão de certas lesões, evitando um acompanhamento desnecessário?

CAPÍTULO 2

O nosso estudo

Materiais e métodos

1. Objectivos

O principal objetivo do nosso estudo é:

Determinar o desempenho diagnóstico da elastografia por ultra-sons na caraterização de lesões mamárias benignas e malignas.

Os objectivos secundários do nosso estudo são:

- Analisar as caraterísticas elastográficas das lesões mamárias de acordo com :
- o seu carácter palpável;
- a sua visibilidade na mamografia;
- o seu tamanho;
- o seu tipo histológico;
- o seu carácter infiltrante;
- o grau histo-pronóstico de Scarff-Bloom e Richardson (SBR) e o potencial de evolução do tumor;
- Avaliar a influência do tamanho e da profundidade da lesão no desempenho diagnóstico da elastografia.

2. Materiais e métodos

Trata-se de um estudo prospetivo, 330 pacientes, realizado no Serviço de Imagiologia Médica do Centro Pierre e Marie Curie (CPMC), de janeiro de 2016 a janeiro de 2018.

2.1. Recrutamento

Pacientes recrutados no serviço de imagiologia do Centro Pierre et Marie Curie com uma massa ultra-sonográfica classificada como 3, 4 ou 5 de acordo com a classificação BIRADS de ultra-sons do ACR [10], descoberta durante o rastreio ou no momento de uma anomalia clínica.

Os dados foram recolhidos numa folha de dados normalizada e armazenados numa base de dados informática. Estes formulários incluíam a identidade do doente, a idade, o sexo, os dados da entrevista, os dados do exame clínico e os resultados das investigações radiológicas e da amostragem histológica (Anexo 2).

2.1.1. Critérios de inclusão

Os doentes com uma massa ecográfica BI-RADS 3, 4 ou 5 com um estudo elastográfico e uma amostra histológica foram incluídos neste estudo.

2.1.2. Critérios de não-inclusão

Doentes com :

- Um resultado de biopsia inconclusivo,
- uma lesão classificada como 2 de acordo com a classificação ecográfica ACR BI-RADS [10],
- uma massa extra-mamária (parede da mastectomia e gânglio linfático),
- foram submetidos a cirurgia, radioterapia ou quimioterapia neoadjuvante para lesões contralaterais ou vizinhas.

2.2. Tamanho da amostra

- Isto implica calcular o número de indivíduos necessários (N) para estimar uma proporção (sensibilidade e especificidade).

A sensibilidade (Se) é o rácio $Se = \frac{\text{vrais positifs (VP)}}{\text{vrais positifs (VP)} + \text{faux négatifs(FN)}}$

Sabendo também que a prevalência

(PR) : $PR = \frac{VP+FN}{N}$ et $VP + FN = \frac{\varepsilon^2 \times Se \times (1-Se)}{i^2}$

- O número de indivíduos necessários foi calculado através da seguinte fórmula:

$$N = \frac{\varepsilon^2 \times Se \times (1 - Se)}{i^2} \Big/ PR = \frac{\varepsilon^2 \times Se \times (1 - Se)}{i^2 \times PR}$$

- ε = 1,96 para um risco a = 0,05 - A sensibilidade variou de 77,6 a 87% [64, 76,110], com uma média de 85%.

- i (precisão): 0,075
- De acordo com o de patologia do CPMC, o número de biópsias efectuadas entre 2012 e 2014 foi de 1644 (N), das quais 480 eram malignas (*NA*).
- A prevalência foi calculada através da seguinte fórmula:

$$PR = \frac{NA}{N} = \frac{480}{1644} = 0,29 \cong 0,3$$

O número de disciplinas necessárias :

$$N = \frac{\varepsilon^2 \times Se \times (1 - Se)}{i^2 \times PR} = \frac{1,96^2 \times 0,85 \times (1 - 0,85)}{0,075^2 \times 0,3} = 290,25$$

$\cong$ **300 disciplinas necessárias**

2.3. Meios de diagnóstico

2.3.1. Exame clínico

Todas as pacientes foram examinadas. O exame incluiu perguntas, inspeção e palpação de ambas as mamas, das extensões axilares e das cavidades supraclaviculares. Os dados exame clínico foram registados num formulário individual para cada doente (anexo 2-1).

2.3.2. Mamografia

Os exames foram efectuados com um mamógrafo digital HOLOGIC SELENIA, encomendado em 2011.

A mamografia foi realizada no âmbito do rastreio (mulheres com 40 anos ou mais) ou em doentes com uma massa altamente suspeita de malignidade ao exame clínico ou à ecografia.

Todas as nossas pacientes foram submetidas ao mesmo protocolo de exame. Este protocolo consistiu na realização de uma mamografia bilateral. Incluía duas vistas fundamentais, frontal e oblíqua. As vistas adicionais, ou seja, perfil, imagens localizadas e ampliações, foram efectuadas caso a caso.

As imagens foram analisadas numa estação de trabalho Soft Copy.

Para as doentes que fizeram uma mamografia, é necessário identificar se a massa é visível, se existem microcalcificações e quaisquer sinais associados.
A interpretação das imagens mamográficas foi baseada na classificação mamográfica ACR BI-RADS [10]. Os dados da mamografia foram recolhidos num formulário individual para cada paciente (anexo 2-2).
Para todas as pacientes, as imagens mamográficas em película Agfa e gravadas num CD-Rom para arquivo.

2.3.3. Ultrassom

Os exames foram efectuados com uma máquina de ultra-sons HITACHI "HI-VISION Avius", colocada em funcionamento em janeiro de 2016. A máquina está equipada duas sondas lineares com transdutores multifrequência de 10 a 14 MHz.

2.3.3.1. Técnica de exame

Todas as nossas pacientes foram submetidas ao mesmo protocolo de exame. Este protocolo consistia na realização de um exame ecográfico das mamas bilateralmente e de forma comparativa. Incluía a exploração de ambos os seios, das pregas sub-mamárias, das cavidades axilares e do espaço inter-mamário.
A análise da lesão mamária foi dedicada, em primeiro lugar, a um estudo morfológico no modo B e, em segundo lugar, à análise da vascularização no modo Doppler a cores.
O doente deitou-se em decúbito dorsal e foi então posicionado de forma óptima para analisar a massa. O transdutor foi aplicado perpendicularmente à parede torácica, em frente à massa a analisar. Foram utilizadas duas sondas de frequências diferentes: a sonda linear de alta frequência (614 Mhz) foi frequentemente utilizada devido à sua melhor resolução, enquanto a 2ª sonda linear de baixa frequência (5-10 Mhz) tinha uma melhor penetração e era utilizada apenas em mamas grandes com lesões profundas. O processamento habitual do sinal de ultrassom (ganho, filtro, frequência, foco e imagem harmónica) necessário para uma interpretação óptima da imagem foi aplicado de acordo com a profundidade da lesão.
A análise Doppler a cores foi efectuada com parâmetros normalizados (frequência de repetição [baixo ERP entre 700 e 1000 Hz], filtro de parede mais baixo possível [50-100 Hz], ganho Doppler máximo [85-90%] e adaptação do tamanho da caixa Doppler, sem angulação).

2.3.3.2. Parâmetros analisados

Cada massa foi classificada de acordo com a classificação ecográfica ACR BI-RADS [10], tendo em conta a forma, a orientação, os contornos, a interface, a ecoestrutura, os sinais acústicos posteriores e eventuais calcificações (anexo 1).
A vascularização da massa foi interpretada de acordo com os grupos descritos por Raza e Baum [45], distinguindo entre ausência de fluxo vascular, fluxo periférico ou cêntrico e vascularização periférica e central.
A maior medida em milímetros (mm) foi escolhida após a medição da massa nos três eixos do espaço.

Na ecografia, foram também analisados outros parâmetros: a distância da massa ao mamilo, a distância entre a superfície anterior da massa e a pele e a espessura da mama desde o bordo superior do músculo peitoral até à pele.

2.3.3.3. Recolha de dados

Os dados de ultrassom foram coletados em um formulário para cada massa (apêndice 2-3). As imagens de ultrassom foram reproduzidas em papel e em um disco rígido externo para armazenamento.

2.3.4. Elastografia

O exame elastográfico foi realizado durante a análise ultra-sonográfica das lesões, utilizando a função de elastografia do de ultrassom. Uma vez que as massas foram detectadas no modo B, a elastografia foi realizada para cada lesão.

2.3.4.1. Técnica de exame

O transdutor foi aplicado perpendicularmente à parede torácica, em frente à massa a ser analisada. A focalização da imagem aplicada à imagem de ultrassom não é utilizada na elastografia. O movimento de pressão perpendicular à parede torácica, mantendo a massa no centro da janela de análise, deve ser repetido até se obter um sinal de cor constante durante pelo menos 10 segundos. Esta sequência de vídeo é gravada e, por vezes, são necessárias várias sequências para uma análise óptima da massa. O movimento depende da profundidade da massa, mas a depressão máxima é de 1 a 2 mm. O tempo médio de exame por massa é de 1 minuto. Como se trata de um exame dinâmico, pelo menos dois ciclos de aquisição com resultados idênticos garantem uma técnica correta. Uma escala digital verifica a qualidade do movimento com o transdutor em tempo real, permitindo uma correção imediata para obter um exame tecnicamente ótimo.

A janela de análise de cor, ao contrário do Doppler, deve ser muito ampla para analisar o comportamento da massa e do tecido adjacente. Aparecem duas janelas no ecrã: a imagem elastográfica à esquerda e a imagem de ultrassom correspondente no modo B à direita.

2.3.4.2. Parâmetros analisados

Foram analisados vários parâmetros qualitativos e quantitativos na imagem elastográfica.

2.3.4.2.1. Estudo dos parâmetros qualitativos

- Homogeneidade da cartografia: homogénea, pouco homogénea, heterogénea.
- Cor máxima.
- Localização zona mais dura: intra, peri, intra e peri lesão.
- Pressão do eco intra-lesional: eco presente / eco vazio.

- Classificar o mapeamento de cores de acordo com a classificação proposta por Itoh em 5 categorias [84] (fig. 5), completamente macio (pontuação 1,2), bastante macio (pontuação 3), bastante duro (pontuação 4) e duro no interior e na periferia da massa (pontuação 5).

- Pontuação 1: a massa é verde, como o tecido circundante;
- Pontuação 2: três cores não dispostas em camadas (mosaico de verde, azul e vermelho);
- Pontuação 3: a massa é azul e a parte periférica é verde;
- Pontuação 4: toda a massa é azul;
- Pontuação 5: toda a massa e a zona periférica são azuis.

2.3.4.2.2. Estudo dos parâmetros quantitativos

- Rácio de elasticidade

Para a avaliação semi-quantitativa da elasticidade da massa, posicionámos manualmente regiões de interesse (ROIs) no mesmo mapa de cores. Foram obtidos dois parâmetros quantitativos:

Rácio *gordura-lesão* FLR), com a primeira ROI representada no mapa de cores na lesão (L) e a segunda ROI na gordura subcutânea (F). O rácio F/L (FLR= F / L) é expresso como desvio padrão (fig. 14 a).

Rácio *glândula-lesão* **(**GLR), a primeira ROI representada no mapa de cores na lesão (L) e a segunda ROI no tecido glandular (G). O rácio G/L (GLR= G / L), expresso em desvio padrão (fig. 14b).

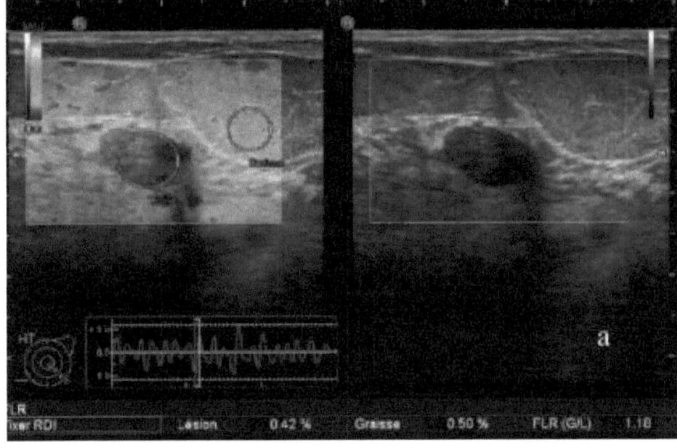

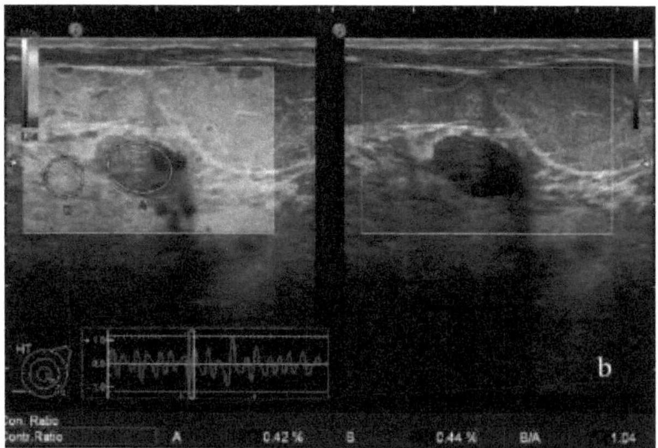

Fig. 14. Rácio de elasticidade. (a) Rácio gordura/lesão = FLR, a primeira ROI representada no mapa de cores na lesão (L) e a segunda ROI na gordura subcutânea (F). O rácio F/L (FLR= F / L), neste exemplo, foi calculado em 1,18. =(b) Rácio *glândula-lesão* (GLR), a primeira ROI representada no mapa de cores na lesão (L) e a segunda ROI no tecido glandular (G). O rácio G/L (GLR= G / L), calculado em 1,04. Histologia: fibroadenoma.

Rácio de dimensão

O rácio de tamanho é o rácio entre o eixo mais longo da lesão medido na imagem elastográfica e o eixo mais longo da imagem correspondente medido no ultrassom de modo B (fig. 15).

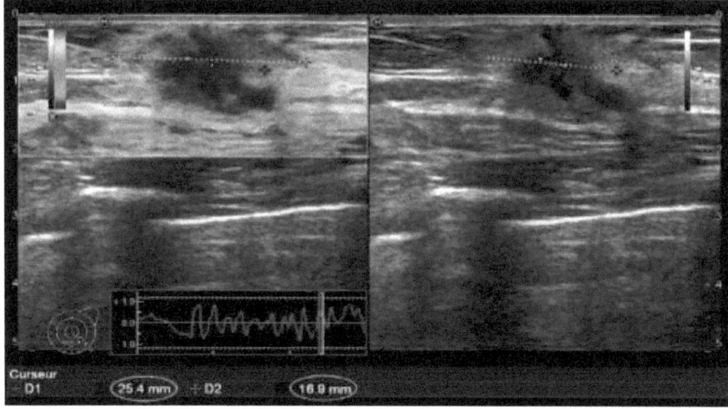

Fig. 15 Rácio de tamanho. A relação entre o eixo mais longo da lesão medido na imagem elastográfica e o eixo mais longo da imagem correspondente medido no ultrassom de modo B. O rácio de tamanho neste exemplo é calculado como 1,50. Histologia: Carcinoma invasivoNST.

2.3.4.3. Combinação de ultra-sons de modo B e parâmetros elastográficos

Com base na combinação de ultrassom no modo B e parâmetros elastográficos, reclassificamos as massas rebaixando em uma categoria BI-RADS as lesões que tinham valores de escore de elasticidade, razão de elasticidade e tamanho abaixo dos valores limiares.

2.3.4.4. Recolha de dados

Os dados elastográficos foram recolhidos num formulário para cada massa (apêndice 2-4). As imagens elastográficas reproduzidas em papel e num disco rígido externo para armazenamento.

2.3.5. Estudo histológico

Para efetuar uma análise anatomopatológica das lesões, é necessária uma biópsia percutânea sob controlo ecográfico, sujeita a uma correta avaliação da hemostase. Foi entregue ao doente um termo de consentimento informado, recolhendo os seus dados pessoais e informando-o do procedimento e dos riscos envolvidos (anexo 3). Para as 352 microbiópsias foi utilizado um sistema de colheita automática Bard® com agulhas de 14 gauge e para as 23 macrobiópsias foi utilizado o sistema Vacora® com agulha de 10 gauge.

A análise foi efectuada por um único patologista do Centro Pierre et Marie Curie.

As lesões foram divididas em dois grupos, benigno e maligno, utilizando os resultados histológicos como exame de referência.

As massas benignas foram classificadas de acordo com o seu tipo histológico. As lesões fibroepiteliais foram classificadas em três grupos de acordo com a sua celularidade estromal: celularidade baixa ou moderada para os fibroadenomas e estroma altamente celular para os tumores filodes [151].

A análise histológica no caso de tumores malignos incluiu os seguintes elementos, obtidos como parte da análise histológica de rotina habitual: tipo histológico, grau de tumor SBR, receptores hormonais (restrogénios, progesterona), estado HER2 e índice de proliferação Ki 67.

Das 72 doentes com lesões malignas, apenas 37 relatórios operatórios (lumpectomia ou mastectomia) foram obtidos do departamento de patologia. As restantes 35 foram submetidas a tratamento neoadjuvante ou a cirurgia fora do nosso estabelecimento.

análise da quantidade de fibrose, a presença ou ausência de êmbolos vasculares, necrose ou mucina e a localização do eixo longo da massa foram efectuadas na peça cirúrgica.

Estes parâmetros histológicos foram depois correlacionados com os parâmetros de elasticidade obtidos por análise elastográfica.

Os dados das amostras percutâneas e das peças cirúrgicas foram recolhidos em formulários individuais para cada doente (anexos 2-5 e 2-6) e registados num programa informático.

2.3.6. Análise estatística

As análises estatísticas efectuadas utilizando o software SPSS 23.

- Estatísticas descritivas

As variáveis quantitativas são representadas por médias e desvios-padrão e as variáveis qualitativas por número de casos e percentagem.

- ## Os testes utilizados

- O teste t de Student é utilizado para comparar duas médias ou o teste ANOVA para comparar várias médias.
- O teste do $\chi 2$ ou o teste exato de Fisher, para comparar percentagens.
- O teste de correlação de Spearman (rho) é utilizado para estimar a relação entre uma variável qualitativa ordinal e uma variável quantitativa.
- O teste de correlação de Pearson (r) é utilizado para estimar a relação entre duas variáveis quantitativas.

- Análise do desempenho do diagnóstico

- O desempenho é avaliado através de uma curva ROC (a curva ROC é o gráfico dos valores de sensibilidade em função de 1 especificidade para os diferentes limiares do teste).
- A escolha dos valores-limite foi obtida utilizando o índice de Youden (sensibilidade + especificidade -1) [152].
- A área sob a curva (AUC), a sensibilidade, a especificidade, o valor preditivo positivo (PPV), o valor preditivo negativo (NPV) e a precisão são calculados para cada exame (modo de ultrassom B, pontuação de elasticidade, razão de elasticidade e razão de tamanho) (apêndice 4).
- O teste de McNemar e o teste do $\chi 2$ são utilizados para comparar a AUC, a sensibilidade, a especificidade, a exatidão, o VPP e o VPN da ecografia em modo B isolada com diferentes parâmetros elastográficos e com combinações de ecografia em modo B e elastografia.

Para todos os testes, um valor de p inferior a 0,05 é considerado o limiar de significância.

Resultados

O nosso estudo prospetivo foi realizado de janeiro de 2016 a janeiro de 2018 durante um período de 24 meses. Incluiu um total de 330 pacientes, 72 das quais tinham massas mamárias malignas (grupo maligno) e 258 pacientes com massas mamárias benignas (grupo benigno).
Os doentes foram recrutados e explorados no Serviço de Imagiologia Médica do Centro Pierre e Marie Curie.

1. Descrição da população do estudo

1.1. Género

A população do estudo era constituída por 328 doentes do sexo feminino (99,39%) e dois doentes do sexo masculino (0,61%), com uma clara predominância feminina. 258 (100%) pacientes, todos do sexo feminino, tinham massas benignas e 72 pacientes, incluindo dois do sexo masculino, tinham massas malignas (Tabela 1).

Tabela 1. Distribuição dos grupos benigno e maligno de acordo com o sexo.			
Doente	**Benim n = 258**	**Maligno n = 72**	**P**
Género			0,07
Mulher	258 (100 %)	70 (97 %)	
Homens	0	2 (3 %)	

1.2. Idade

A idade média dos doentes era de 43,82 anos, com um desvio padrão de 13,97 anos e extremos de 16-92 anos.
< Os doentes com massas benignas eram mais jovens do que os doentes com massas malignas (idade média de 41,80 anos versus 55,47 anos, respetivamente; 0,*0001*) (Tabela 2).

Tabela 2. Média de idade dos grupos benigno e maligno			
Doente	**Benigno n = 258**	**Maligno n = 72**	***P***
Idade (anos)			**< 0,001**
+ Média Desvio padrão	41,80 ±12,30	55,47 + 13,04	
Mínimo-máximo	16-78	31-92	

A repartição da população por grupos etários de 10 anos mostra que o grupo etário 45-55 anos representa 30,30% da população estudada.
A faixa etária do pico foi idêntica para os indivíduos dos grupos benigno e maligno *(p^_l)* (fig. 16).

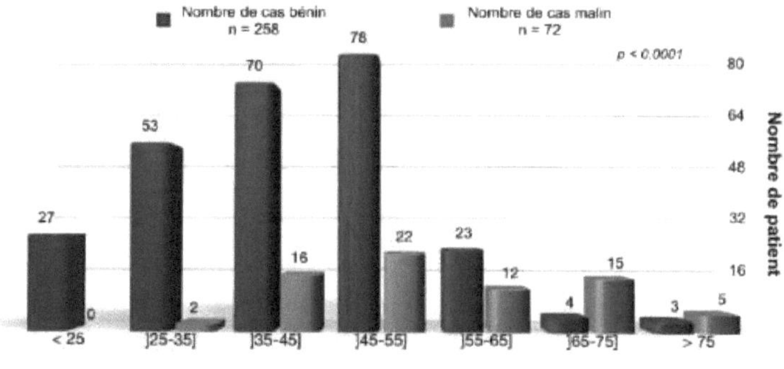

Fig. 16: Distribuição dos casos de acordo com a faixa etária nos grupos benigno e maligno.

1.3. Índice de massa corporal (IMC)

O IMC da população estudada situava-se entre 15,6 e 46.

A distribuição da população de acordo com o IMC mostrou que 61,21% dos pacientes tinham excesso de peso (sobrepeso e obesidade).

Entre os pacientes com tumores malignos, 77,78% tinham excesso de peso, em comparação com 56,58% no grupo com tumores benignos *(p = 0,001)* (tabela 3).

Tabela 3. Distribuição do IMC dos grupos benigno e maligno			
Doente	**Benim η = 258**	**Maligno η = 72**	***P***
IMC			***0,002***
Leanness < 18,5	16 (6,20 %)	0	
Normal [18,5-25[	96 (37,21 %)	16 (22,22 %)	
Excesso de peso [25-30[	98 (37,98 %)	32 (44,44 %)	
Obesidade > 30	48(18,60%)	24 (33,33 %)	

1.4. Atividade genital

217 (65,76%) doentes eram genitalmente activos, com uma idade média de 37,55 anos e um desvio padrão de 9,20 anos.

12 doentes estavam na pré-menopausa, com uma idade média de 49,75 anos e um desvio padrão de 2,50 anos.

99 doentes estavam na pós-menopausa, com uma idade média de 59,42 anos e um desvio padrão de 9,31 anos.

A maioria (55,72%) das doentes uma massa maligna estava na menopausa (52,86%) ou na pré-menopausa (2,86%), enquanto 72,09% das doentes com uma massa benigna eram genitalmente activas (p = 0,004) (Tabela 4).

Tabela 4. Distribuição de acordo com a atividade genital dos grupos benigno e maligno.			
Pariente	**Benim n = 258**	**Maligno n = 70**	***P***

Atividade genital			***0,00007***
Não-menopausa	186 (72,09 %)	31 (44,29 %)	
Pré-menopausa	10 (3,88 %)	2 (2,86 %)	
Menopausa	62 (24,03 %)	37 (52,86 %)	

1.5. Menarquia

A idade da menarca na população estudada variou entre os 9 e os 19 anos, com uma média de 13,42 + 1,58 anos.

A menarca precoce menor ou igual a 11 anos de idade foi encontrada em 7,75% dos casos benignos contra 8,57% dos casos malignos, sem diferença significativa *(p = 0,8)*.

A Tabela 5 mostra a distribuição etária dos pacientes com massas benignas e malignas.

Tabela 5. etária da menarca benigna e maligna.			
Pariente	**Benim n = 258**	**Maligno n = 70**	***P***
Idade da menarquia (anos)			0,17
<11	20 (7,75%)	6 (8,57%)	
12	67 (25,97%)	13 (18,57%)	
13	61 (23,64%)	17 (24,29%)	
14	56(21,71%)	17 (24,29%)	
15	24 (9,30%)	11 (15,71%)	
16	19 (7,36%)	2 (2,86%)	
> 17	11 (4,26%)	4(5,71%)	

1.6. Menopausa

Para as 99 doentes menopáusicas (30,18%), a idade da menopausa situava-se entre os 35 e os 60 anos, com uma média de 48,31+4,71 anos.

A idade média na menopausa para as doentes com massas benignas e para as doentes com massas malignas foi de 47,85 + 4,42 anos (35-57 anos) e 49,08 + 5,13 anos (36-60 anos), respetivamente *(ρ = 0,21)*.

A menopausa tardia, ocorrendo após os 55 anos de idade, foi observada em 5 (8,06%) pacientes do grupo benigno e em 6 (16,22%) pacientes do grupo maligno, sem diferença significativa *(p = 0,32)* (tabela 6).

Tabela 6. Distribuição dos grupos benigno e maligno de acordo com a idade na menopausa.			
Doente	**Benim n = 62**	**Malin n = 37**	***P***
Idade na menopausa (anos)			0,33
[35-40[	2 (3,23%)	2(5,41%)	
[40-45 [	7(11,29%)	3 (8,11%)	
[45-50[	29 (46,77%)	13 (35,14%)	

[50-55[	19 (30,65%)	13 (35,14%)	
[55-60]	5 (8,06%)	6 (16,22%)	

1.7. Gravidez

O número de gestações na população estudada variou de 0 a 12, com uma média de 1,99 ±2,41.

O número médio de gravidezes para as mulheres com um tumor maligno foi superior ao das mulheres com uma lesão benigna (2,93 + 2,83 versus 1,88 ± 2,3, p = *0,0026)*.

A distribuição da população de acordo com o número de gravidezes mostra um pico para as mulheres com 3 gravidezes nos grupos benigno e maligno combinados (fig. 17).

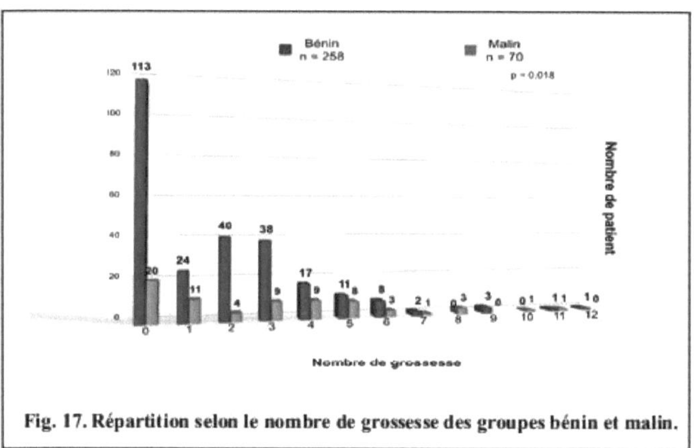

Fig. 17. Répartition selon le nombre de grossesse des groupes bénin et malin.

Fig. 17: Distribuição dos grupos benignos e malignos de acordo com número de gravidezes.

1.8. Paridade

O número de paridades na população estudada variou de 0 a 12, com uma média de 1,86 + 2,25.

O número médio de parições para os homens com um tumor maligno foi superior ao das mulheres com uma lesão benigna (2,74 + 2,68 versus 1,76 ± 2,13, p = *0,0025)*.

A distribuição da população de acordo com o número de paridades em pacientes com massas benignas e malignas é mostrada na Figura 18.

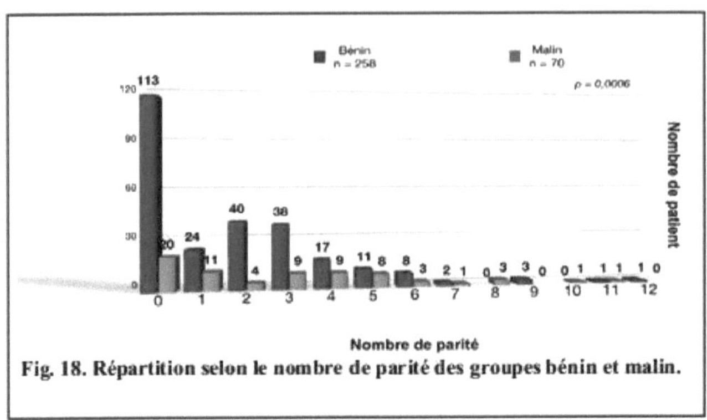

Fig. 18. Répartition selon le nombre de parité des groupes bénin et malin.

Fig. 18. Distribuição dos grupos benignos e malignos por número de paridades

1.9. Idade da primeira gravidez

A idade média da primeira gravidez dos pais foi de 24,89 + 5,81 anos (1445 anos).

A idade média da primeira gravidez das mulheres com massas benignas e malignas foi de 25,07 +5,34 anos (14-42 anos) e 23,94 +7,17 anos (14-45 anos), respetivamente *(p = 0,1)*.

A idade tardia da primeira gravidez (30 anos ou mais) foi encontrada em 31 (21,22%) parturientes no grupo benigno e em 11 (22%) parturientes no grupo maligno (p = 0,68) (tabela 7).

Tabela 7. Distribuição de acordo com a idade na primeira gravidez dos grupos benigno e maligno.

Doente	**Benim n = 146**	**Maligno n = 50**	***P***
Idade da primeira gravidez (anos)			0,05
<20	16 (10,96 %)	14 (28,00 %)	
[20-25 [	54 (36,99 %)	15 (30,00 %)	
[25-30[	45 (30,82 %)	10 (20,00 %)	
[30-35[	21 (14,38 %)	7 (14,00 %)	
[35-40[	9(6,16%)	2 (4,00 %)	
>40	1 (0,68 %)	2 (4,00 %)	

1.10. Amamentação

178 indivíduos amamentaram e 150 não amamentaram, ou seja, 45,73% (Tabela 8).

A distribuição da população de acordo com o estado de aleitamento materno mostrou que 54,27% tinham amamentado, incluindo 24,71% com tumores malignos e 75,29% com tumores benignos *(p < 0,0001)*.

A duração do aleitamento materno na população estudada variou de 0 a 168 meses, com uma média de 42,22 + 40,73 meses.

A duração média do aleitamento materno nas parturientes com massas benignas e malignas foi de 40,99 + 39,20 meses (0-168 meses) e 52,57 + 47,01 meses (3-168 meses), respetivamente *(p = 0,17)*.

Tabela 8. Distribuição dos grupos benigno e maligno de acordo com o aleitamento materno.			
Doente	**Benim n = 258**	**Maligno n = 70**	***P***
Amamentação			0,10
Amamentação	134 (51,94%)	44 (63 %)	
Não amamentar	124 (48,06 %)	26 (37 %)	

1.11. Contraceção oral

32,01% da população estudada tinha tomado contraceptivos orais.

O uso de contraceção oral foi de 34% nas pacientes com tumores malignos e 31,40% nas pacientes com tumores benignos (φ- *0,65)* (tabela 9).

Tabela 9. Distribuição dos grupos benigno e maligno de acordo com o uso de contraceptivos orais.			
Doente	**Benim n = 258**	**Maligno n = 70**	***P***
Contraceção			0,65
Sim	81 (31,40%)	24 (34 %)	
Não	177 (68,60 %)	46 (66 %)	

A duração do uso de contraceptivos orais na população estudada variou de 0 a 24 anos, com uma média de 5,93 + 5,27 anos.

A duração média da utilização de contraceptivos orais pelas doentes com massas benignas e malignas foi de 5,69 ± 5,19 anos (0-24 anos) e 7,79 + 5,62 anos (1-20 anos), respetivamente *(p = 0,1)*.

1.12. Tratamento hormonal

Sete doentes tinham efectuado tratamento hormonal para a ovulação, 4 doentes tinham uma massa benigna e 3 doentes tinham uma massa maligna *(p = 0,35)*.

A duração média do tratamento hormonal para os doentes com massas benignas e malignas foi de 2,25 + 1,89 anos (1-5 anos) e 0,33 + 0,58 anos (0-1 anos), respetivamente *(p = 0,06)*.

1.13. História

1.13.1. História pessoal

Nenhuma paciente da população estudada tinha antecedentes de cirurgia, radioterapia ou quimioterapia neoadjuvante para uma lesão mamária contralateral ou vizinha, que são critérios de exclusão no nosso estudo.

1.13.2. História familiar

67 doentes tinham uma história familiar de cancro da mama ou do ovário, ou seja 20,30% da população estudada (tabela 10).

Tabela 10. Distribuição dos grupos benigno e maligno de acordo com a história familiar de cancro da mama

Doente	Benim η = 258	Maligno η = 72	*P*
História familiar			0,76
Cancro da mama	51 (19,77%)	13 (18 %)	
Cancro do ovário	2 (0,78 %)	i (i %)	
LIMPO	205 (79,46 %)	58(81 %)	

64 doentes tinham uma história familiar de cancro da mama, incluindo 51 doentes com uma lesão mamária benigna e 13 doentes com uma lesão mamária maligna *(p = 0,75).*

As suas idades médias aquando do diagnóstico nos grupos benigno e maligno foram de 49,29 + 12,99 anos (20-90 anos) e 47,15 + 15,87 anos (19-79 anos), respetivamente *(p = 0,06).*

Das 64 pacientes com história familiar de cancro da mama, 46 pacientes tinham um parente de primeiro grau e 18 pacientes tinham um parente de segundo grau.

A distribuição de acordo com a história familiar de cancro da mama nos grupos benigno e maligno é apresentada na tabela 11.

Tabela 11. Distribuição de acordo com o grau de parentesco da história familiar de cancro da mama nos grupos benigno e maligno

Doente	Benim n = 51	Maligno n = 13	*P*
Grau de história familiar de cancro da mama			0,91
Primeiro grau (mãe, irmã ou genro)	36 (70,59 %)	10 (77 %)	
Segundo grau (avó, tia, sobrinha)	15 (29,41 %)	3 (23 %)	

Três doentes tinham uma história familiar de cancro do ovário, incluindo duas doentes com uma lesão mamária benigna e uma com uma lesão mamária maligna *(p = 0,82).*

2. Caraterísticas clínicas

2.1. Motivo da consulta

A maioria dos doentes com massas benignas consultou para rastreio (115 em 258 ou 44,57% dos doentes benignos vs 13 em 72 ou 18,06% dos doentes malignos, *p = 0,00004*), ao contrário dos doentes com lesões malignas que consultaram frequentemente por causa de uma massa palpável (52 em 72 (72,22%) dos doentes malignos vs 72 em 258 (27,91%) dos doentes benignos, *p = 0,0001*) (ver Quadro 12).

Tabela 12. Repartição dos grupos benignos e malignos por motivo de consulta.

Doente	Benim n = 258	Maligno n = 72	*P*
Motivo da consulta			**< 0,0001**
Rastreio	115 (44,57 %)	13 (18,06%)	
Mastodinia	69 (26,74 %)	4 (5,56 %)	
Massa	72 (27,91 %)	52 (72,22 %)	
Outros	2 (0,78 %)	3 (4,17%)	

2.2. Exame clínico

2.2.1. Inspeção

2.2.1.1. Contorno dos seios

93% da população estudada não teve alteração do contorno mamário, 97,67% das pacientes lesão benigna contra 76,39% das pacientes lesão maligna *(p < 0,0001)*.
23 pacientes alterações no contorno mamário, como curvatura (5 de 72 pacientes malignas vs. 4 de 258 pacientes benignas, *p = 0,038*) e retração (12 de 72 pacientes malignas vs. 2 de 258 pacientes benignas, *p < 0,0001*) (tabela 13).

Tabela 13. Distribuição por contorno da mama dos grupos benigno e maligno.

Doente	**Benim η = 258**	**Maligno η = 72**	***P***
Contorno do peito			**0,0001**
Normal	252 (97,67 %)	55 (76,39 %)	
Youure	4(1,55%)	5 (6,94 %)	
Plano	0	0	
Retração	2 (0,78 %)	12(16,67%)	

2.2.1.2. Alterações cutâneas

97,9% da população estudada não apresentava alterações cutâneas, 98,84% dos doentes com uma lesão benigna contra 94,44% dos doentes com uma lesão maligna *(p = 0,022)*.
Nove doentes apresentaram alterações cutâneas, do tipo avermelhamento (1 em 72 doentes malignos vs. 1 em 258 doentes benignos, *p = 0,91*) e do tipo espessamento (3 em 72 doentes malignos vs. 2 em 258 doentes benignos,^ = *0,12*) (tabela 14).

Tabela 14. Distribuição dos grupos benigno e maligno de acordo com as alterações cutâneas.

Doente	**Benim n = 258**	**Maligno n = 72**	*P*
Alterações cutâneas			*0,08*
Ausência	255 (98,84 %)	68 (94,44 %)	
Vermelhidão	1 (0,39 %)	1 (1,39%)	
Espessamento da pele	2 (0,78 %)	3 (4,17 %)	
Pele de casca de laranja	0	0	

2.2.1.3. Alterações do mamilo

97,3% da população estudada não apresentava alterações mamilares, 99,61% das pacientes com lesões benignas contra 88,89% das pacientes lesões malignas *(p < 0,0001)*.
Nove doentes alterações cutâneas, tipo umbilicação (3 em 72 doentes malignos vs 1 em 258 doentes benignos, *p = 0,047*) e tipo retração (5 em 72 doentes malignos)

(tabela 15).

Tabela 15. Distribuição de acordo com as alterações do mamilo nos grupos benigno e maligno			
Doente	**Benim η = 258**	**Maligno η = 72**	***P***
Alterações do mamilo			**0,0001**
Ausência	257 (99,61 %)	64 (88,89 %)	
Umbilical	1 (0,39 %)	3 (4,17 %)	
Retração	0	5 (6,94 %)	
Erosão eczematiforme	0	0	

2.2.2. Palpação

62,9% da população estudada não apresentava lesão palpável, e 37,1% das lesões eram palpáveis na forma de massa ou placenta (tabela 16).

Ao exame clínico, não se observou qualquer descarga ou redema cutâneo.

Tabela 16. Distribuição das massas benignas e malignas de acordo com os achados à palpação			
Massa	**Benigno n = 298**	**Maligno n = 77**	***P***
Palpação			**< 0,0001**
Sem lesões	217 (72,82 %)	19 (24,68 %)	
Armário	2 (0,67 %)	0	
Massa	79 (26,51 %)	58 (75,32 %)	
Fluxo	0	0	
ffidema cutâneo	0	0	

2.2.2.1. Massa

36,5% das massas do nosso estudo eram palpáveis (tabela 17).

As massas malignas eram mais frequentemente palpáveis (58/77) do que as massas benignas (79/298*) (p < 0,0001).*

Tabela 17. Distribuição das massas benignas e malignas de acordo com a palpação.			
Massa	**Benigno η = 298**	**Maligno η = 77**	***P***
Palpável			**< 0,0001**
Palpável	79 (26,51 %)	58 (75 %)	
Não palpável	219(73,49%)	19 (25 %)	

2.2.2.1.1. Número

O número total de massas palpáveis foi de 137. A distribuição do número de massas (benignas, malignas) por doente é apresentada na Tabela 18.

A grande maioria dos doentes da nossa série apresentava uma massa palpável (93%).

Os doentes com massas benignas eram mais propensos a ter múltiplas massas palpáveis do que os doentes com massas malignas, sem diferença significativa (9,7% do grupo benigno vs. 3,6% do grupo maligno;/; = *0,18).*

Tabela 18. Distribuição do número de massas palpáveis por paciente.			
Doente	**Benim n = 72**	**Maligno n = 56**	***P***
Número de massas por doente			0,15
1	65 (90,28 %)	54 (96,43 %)	
2	4 (5,56 %)	2 (3,57 %)	
3	3(4,17%)	0	

2.2.2.1.2. No lado

Das 137 massas palpáveis, 69 localizavam-se mama direita e 68 na esquerda.

As massas malignas localizavam-se mais frequentemente mama esquerda em comparação com as massas benignas, mas não houve diferença significativa (56,90% massas malignas vs 44,30% massas benignas,^ = *0,14*) (tabela 19).

Tabela 19. Distribuição das massas benignas e malignas de acordo lado.			
Massa	**Benigno η = 79**	**Maligno η = 58**	***P***
Visitar			0,17
Peito direito	44 (55,70 %)	25 (43,10 %)	
Peito esquerdo	35 (44,30 %)	33 (56,90 %)	

2.2.2.1.3. Lugares por quadrante

= Um terço das massas palpáveis (34,3%) localizava-se no quadrante superior externo (37,97% das massas benignas vs 29,31% das massas malignas,^ 0*,29).* Para além disso, não existiam massas localizadas centralmente, na extensão axilar ou no sillum submamário.

A distribuição por quadrantes das massas benignas e malignas é apresentada na Figura 19.

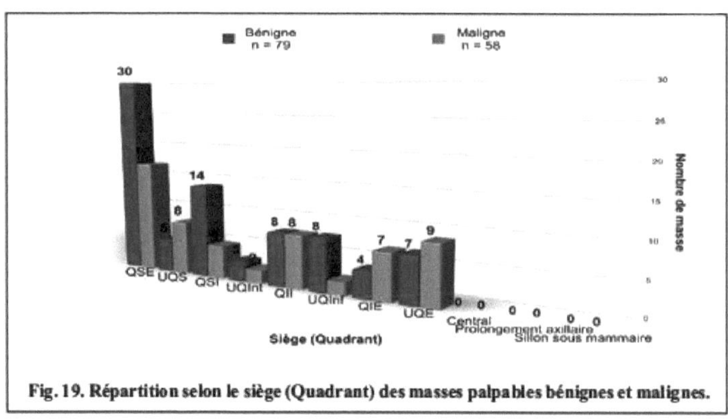

Fig. 19. Répartition selon le siège (Quadrant) des masses palpables bénignes et malignes.

Fig. 19: Distribuição por quadrantes das massas benignas e malignas palpáveis.

2.2.2.1.4. Tamanho

O tamanho das massas palpáveis variava entre 10 e 120 mm, com uma média de 28,59 + 14,17 mm.

O tamanho médio das massas benignas e malignas palpáveis foi de 27,63 + 15,35 mm (10-120 mm) e 29,91 + 12,41 mm (10-70 mm), respetivamente *(p = 0,33)*.

A distribuição das massas palpáveis por tamanho, em incrementos de 10 mm, mostra um pico no intervalo de 20-30 mm em ambos os grupos benigno e maligno combinados (fig. 20).

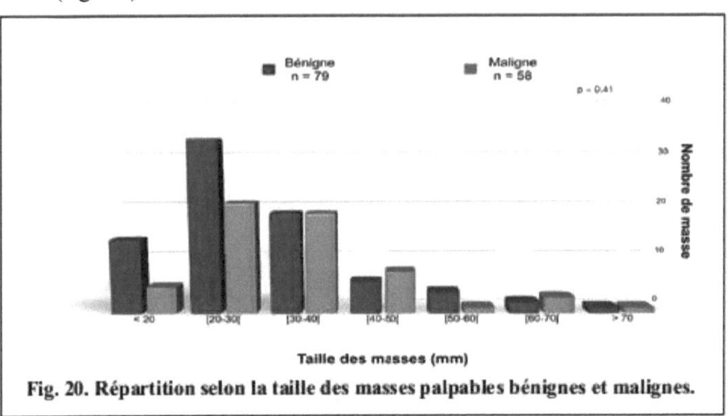

Fig. 20. Répartition selon la taille des masses palpables bénignes et malignes.

Fig. 20: Distribuição do tamanho das massas benignas e malignas palpáveis.

2.2.2.1.5. Mobilidade em relação ao piano superficial

115 massas palpáveis eram móveis em relação ao piano superficial, das quais 77 de 79 eram massas benignas e 36 de 58 *massas* malignas *(p<0,0001)*.

38% das massas malignas aderiram ao plano superficial em comparação com 2,53% das massas benignas *(p < 0,0001)* (tabela 20).

Tabela 20. Distribuição das massas benignas e malignas de acordo com a mobilidade em relação ao plano superficial.

Massa	**Benigno n = 79**	**Maligno n = 58**	*P*
Mobilidade / plano de superfície			**< 0,0001**
Sim	77 (97,47 %)	36 (62 %)	
Não	2 (2,53 %)	22 (38 %)	

2.2.2.1.6. Mobilidade em relação ao plano profundo

116 massas palpáveis eram móveis em relação ao plano profundo, todas as massas benignas e 37 das 58 massas malignas 64% *(p < 0,0001)*

36% das massas malignas eram de localização profunda (tabela 21).

Tabela 21. Distribuição das massas benignas e malignas de acordo com a mobilidade em relação ao plano profundo.			
Massa	**Benigno n = 79**	**Maligno n = 58**	***P***
Mobilidade / plano profundo			**< 0,0001**
Sim	79 (100,00 %)	37 (64 %)	
Não	0	21 (36%)	

2.2.2.1.7. Gânglio

Nenhum dos doentes com massas benignas adenopatia axilar à palpação, enquanto 69% dos doentes com massas malignas apresentavam adenopatia axilar homolateral *(p < 0,0001)*. Não se registaram adenopatias axilares ou supraclaviculares contralaterais palpáveis.

3. Caraterísticas de imagiologia

3.2. Mamografia

A mamografia foi efectuada em 256 pacientes, em todas as pacientes uma lesão maligna (72 pacientes) e em 184 das 258 pacientes com uma lesão benigna, na maioria das vezes como parte do rastreio. No caso das 74 doentes com lesões benignas que não tinham efectuado mamografia, a sua idade jovem não lhes permitia realizar este exame.

3.2.2. Densidade da mama

A distribuição de acordo com a densidade mamária das pacientes nos grupos benigno e maligno é mostrada na Tabela 22 e na Figura 21.

Tabela 22. Distribuição de acordo com a densidade mamária das pacientes nos grupos benigno e maligno.			
Doente	Benim n=184	Maligno n=72	*P*
Densidade da mama			0,002
a	24 (13,04 %)	24 (33,33 %)	
b	90 (48,91 %)	29 (40,28 %)	
c	61 (33,15 %)	15 (20,83 %)	
d	9 (4,89 %)	4 (5,56 %)	

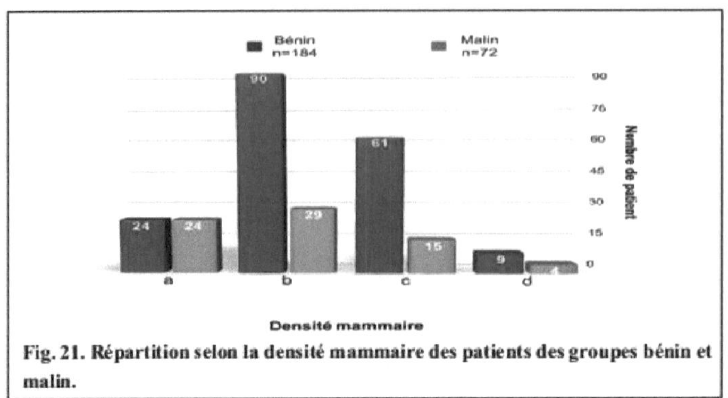

Fig. 21. Répartition selon la densité mammaire des patients des groupes bénin et malin.

Fig. 21: Distribuição dos pacientes nos grupos benigno e maligno de acordo com a densidade mamária.

As doentes com massas benignas tinham mamas mais densas, frequentemente dos tipos b e c (82,1%) do que as doentes com lesões malignas, frequentemente dos tipos a e b (73,6%) *(p = 0,002).*

3.2.3. Massa

3.2.3.1. Visibilidade

Na mamografia, eram visíveis 164 massas de um total de 281 (58,36%). Algumas doentes tinham mais do que uma massa.

As massas malignas foram mais frequentemente visíveis na mamografia do que as massas benignas, respetivamente 90% vs 46,57%,j9 < *0,0001* (tabela 23).

Tabela 23. Distribuição de acordo com visibilidade da massa na mamografia.			
Massa	**Benigno n = 204**	**Maligno n = 77**	***P***
Visibilidade de massa			**< 0,0001**
Sim	95 (46,57 %)	**69 (90 %)**	
Não	109 (53,43 %)	**8 (10%)**	

3.2.3.2. Visitar

Das 164 massas visíveis na mamografia, 85 massas (51,89%) estavam localizadas na mama direita e 79 massas (48,17%) na mama esquerda. As massas malignas foram mais frequentemente visíveis na mama esquerda do que as massas benignas (59,42% massas malignas vs 40% massas benignas, *p = 0,014*) (tabela 24).

Tabela 24. Distribuição de acordo com a localização das massas benignas e malignas visíveis na mamografia.			
Doente	**Benigno η = 95**	**Maligno η = 69**	***P***
Visitar			**0,014**
Peito direito	57 (60%)	28 (40,58 %)	
Peito esquerdo	38 (40 %)	41 (59,42 %)	

3.2.3.3. Lugares por quadrante

39,02% das massas visíveis na mamografia estavam localizadas no quadrante do membro superior (43,16% das massas benignas vs 33,33% das massas malignas,^ = *0,08)*.

A distribuição das massas benignas e malignas visíveis na mamografia por local (quadrante) é apresentada na Figura 22.

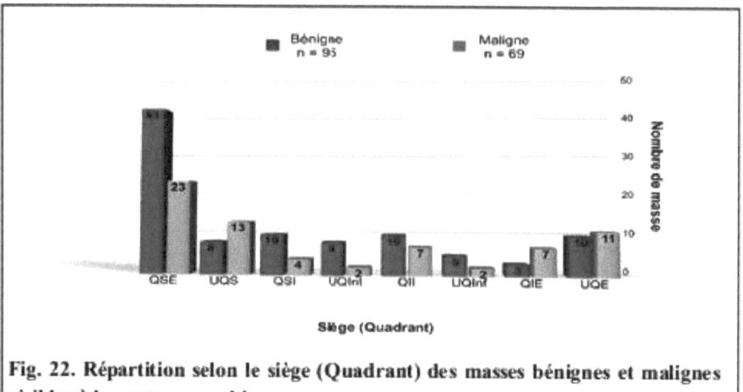

Fig. 22. Répartition selon le siège (Quadrant) des masses bénignes et malignes visibles à la mammographie.

Fig. 22. Distribuição por quadrantes das massas benignas e malignas visíveis na mamossranquia.

3.2.3.4. Zona do peito

As massas malignas foram frequentemente encontradas no terço posterior da glândula (52,17%) e, excecionalmente, no terço anterior (13,04%*) (p < 0,000001*). As massas benignas foram frequentemente encontradas região mamária média (44,21%) (tabela 25).

Tabela 25. Distribuição das massas visíveis na mamografia de acordo com a área da mama.

Massa	**Benigno n = 95**	**Maligno n = 69**	***P***
Zona do peito			**0,008**
Frente	25 (26,32 %)	9(13,04%)	
Média	42 (44,21 %)	24 (34,78 %)	
Posterior	28 (29,47 %)	36 (52,17%)	

3.2.3.5. Tamanho

O tamanho médio das massas visíveis na mamografia era de 25,91 + 15,11 mm, com extremos que variavam entre 5 mm e 88 mm.

O tamanho médio das massas malignas visíveis na mamografia foi maior do que o das massas benignas, respetivamente 31,7 + 17,05 mm (5-88 mm) e 21,72 ± 11,96 mm (7-67 mm) *(p < 0,0001)*.

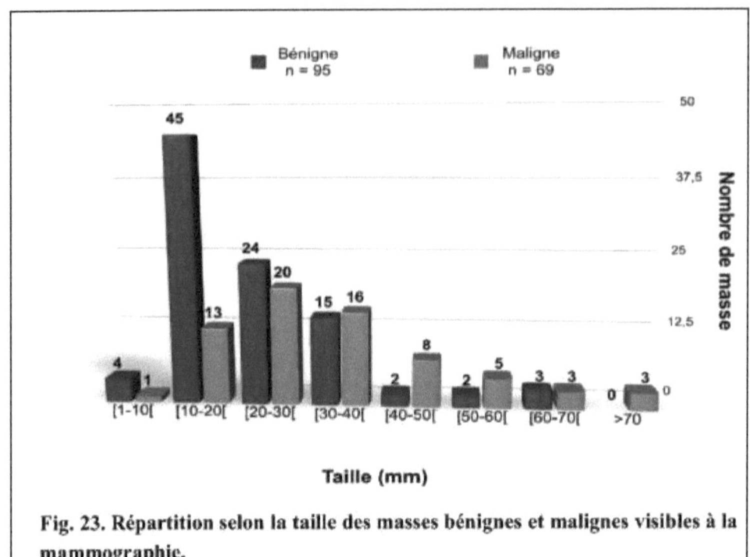

Fig. 23. Répartition selon la taille des masses bénignes et malignes visibles à la mammographie.

A distribuição das massas visíveis na mamografia de acordo com o tamanho, por bandas de 10 mm, mostra um pico na banda de 20-30 mm no grupo das massas malignas e na banda de 10-20 mm no grupo das massas benignas (fig. 23).

3.2.3.6. Distância do mamilo

A distância média das massas benignas e malignas visíveis na mamografia em relação ao mamilo foi de 56,28 + 33,64 mm (0-196 mm) e 57,88 + 34,llmm (0-139 mm), respetivamente *(p = 0,53)*.

3.2.3.7. Caraterísticas de massa

3.1.2.7.1. Forma

Como se pode observar na Tabela 26, as massas benignas eram, na grande maioria dos casos, de forma oval (81,05%) e raramente irregulares (8,42%*) (p < 0,0001)*, ao contrário das massas malignas que eram frequentemente irregulares (86,96%) e excecionalmente ovais (4,35%) *(p < 0,0001)*.

Tabela 26. Distribuição de acordo com a forma das massas visíveis na mamografia.

Massa	**Benigno n = 95**	**Maligno n = 69**	***P***
Forma da massa			**< 0,0001**
Oval	77 (81,05 %)	3 (4,35 %)	
Redondo	10 (10,53 %)	6 (8,70 %)	
Irregular	8 (8,42 %)	60 (86,96 %)	

3.1.2.7.2. Contornos

Na mamografia, as massas benignas eram mais frequentemente circunscritas ou mascaradas nos contornos (76,84%, j9 < *0,0001*). < As massas malignas, por outro lado, eram frequentemente indistintas e espiculadas (82,61%, p *0,0001).*

A distribuição das massas benignas e malignas visíveis na mamografia é apresentada na tabela 27.

Tabela 27. Distribuição de acordo com o contorno das massas visíveis na mamografia.

Massa	**Benigno n = 95**	**Maligno n = 69**	*P*
Contornos da massa			**< 0,0001**
Circunscrito	32 (33,68 %)	0	
Mascarado	41 (43,16%)	8(11,59%)	
Microlobulações	18(18,95%)	4 (5,80 %)	
Indistinto	4 (4,21 %)	20 (28,99 %)	
Espiculado	0	37 (53,62 %)	

3.1.2.7.3. Densidade

A Tabela 28 resume a densidade das massas benignas e malignas na mamografia e mostra que a grande maioria das massas benignas eram isodensas em relação à glândula (84,42%, *p < 0,0001*). As massas malignas eram mais frequentemente hiperdensas em relação à glândula (94,20%,j9 < *0,0001).*

Além disso, não observámos qualquer massa de cálcio na nossa série.

Tabela 28. Distribuição de acordo com a densidade das massas benignas e malignas visíveis na mamografia.

Massa	**Benigno n = 95**	**Maligno n = 69**	***P***
de massa			**< 0,0001**
Hipodenso	1 (1,05 %)	0	
fsodense	84 (88,42 %)	4 (5,80 %)	
Hiperdensa	9 (9,47 %)	65 (94,20 %)	
Cálcio	0	0	
Pistola de lubrificação	1 (1,05 %)	0	

3.1.2.7.4. Sinais associados

Os resultados da análise dos sinais associados às massas benignas e malignas na mamografia são apresentados nas tabelas 29 e 30. Os sinais associados foram registados em 37 das 281 mamografias realizadas, ou seja, 13,17%. Na maioria dos casos (33/281), estavam associados a massas malignas e apenas 4 casos estavam associados a massas benignas. Estes sinais associados incluíam microcalcificações, espessamento da pele, retracções da pele e do mamilo e adenopatias axilares.

As microcalcificações eram visíveis apenas nos casos de massas malignas (13/33 dos casos, 39,39%). Estas microcalcificações eram mais frequentemente finas e pleomórficas (7 casos), grosseiras ou heterogéneas em 3 casos, dois casos de

calcificações amorfas e num caso eram finas e lineares, ou mesmo ramificadas. A distribuição das microcalcificações na mamografia foi frequentemente agrupada em clusters (8 casos) ou segmentar (5 casos).
O espessamento da pele foi observado em 3 casos de lesões benignas e em 3 casos de lesões malignas *(p<0,0001)*.
A retração da pele foi encontrada em 8 casos de lesões malignas e num caso de lesões benignas (p < 0,001).
A retração do mamilo e a adenopatia axilar na mamografia só foram associadas a massas malignas em 9 e 13 casos, respetivamente.
Além disso, não observámos distorção arquitetónica ou assimetria de densidade na nossa série.

Tabela 29. Distribuição de acordo com os sinais associados às massas visíveis na mamografia.

Massa	**Benigno n = 204**	**Maligno n = 77**	***P***
Sinais associados			**< 0,0001**
Sim	4(1,96%)	33 (43 %)	
Não	200 (98,04 %)	44 (57 %)	

Tabela 30. Distribuição de acordo com o tipo de sinais associados às massas visíveis na mamografia.

Doente	**Benim n = 4**	**Malin n = 33**	***P***
Tipos de sinais associados			
Microcalcificações	0	13 (23,21 %)	**< 0,0001**
Distorção arquitetónica	0	0	1
Assimetria de densidade	0	0	1
Espessamento da pele	3 (75 %)	13 (23,21 %)	**0,000016**
Retração da pele	1 (15 %)	8(14,29%)	**0,000003**
Retração do mamilo	0	9 (16,07 %)	**0,00005**
Nódulos axilares	0	13 (23,21 %)	**< 0,0001**

3.1.3. Categoria ACR BI-RADS

Mais de metade das mamografias efectuadas foram classificadas como BI-RADS 0 (59,1%), 75% como massas benignas e apenas 16,88% como massas malignas,^ < *0,0001*.
A distribuição das massas benignas e malignas de acordo com o BI-RADS mamográfico está resumida na tabela 31.

Tabela 31. Distribuição das massas benignas e malignas de acordo com o BI-RADS mamográfico.

Massa	**Benigno n = 204**	**Maligno n = 77**	***P***
Categoria BI-RADS para			**< 0,0001**

mamografia			
0	153 (75,00 %)	13 (16,88 %)	
3	26 (12,75 %)	0	
4a	18(8,82%)	3 (3,90 %)	
4b	1 (0,49 %)	2 (2,60 %)	
4c	6 (2,94 %)	16 (20,78 %)	
5	0	43 (55,84 %)	

3.2. Ultrassom

O número total de massas encontradas na ecografia foi de 375, incluindo 298 massas benignas (79,46%) e 77 massas malignas (20,53%).

Quatro doentes apresentavam duas ou mais massas malignas multicêntricas.

3.2.2. Ecografia mamária

Na nossa série, 60,30% das doentes apresentavam uma ecotextura mamária heterogénea (gorda e glandular), 64,34% das doentes no grupo benigno e 45,83% das doentes no grupo maligno *(p = 0,005)*.

A distribuição dos pacientes de acordo com a ecoestrutura da mama é mostrada na Tabela 32.

Tabela 32. Distribuição de acordo com ecotextura mamária de pacientes benignos e malignos.

Doente	Benim n=258	Maligno n=72	*P*
Ecografia mamária			**< 0,0001**
a	42 (16,28 %)	31 (43,06 %)	
b	50 (19,38 %)	8(11,11 %)	
c	166 (64,34 %)	33 (45,83 %)	

3.2.3. Massa

3.2.3.7. Visitar

Na ecografia, das 375 massas, 189 (50,4%) localizavam-se na mama esquerda e 186 (49,6%) na mama direita (p = 0,83).

As massas malignas localizavam-se frequentemente mama esquerda (57,14% massas malignas vs 48,66% massas benignas, mas sem diferença significativa, *p = 0,18*) (tabela 33).

Tabela 33. Distribuição das massas benignas e malignas de acordo com o local.

Massa	Benigno n = 298	Maligno n = 77	*P*
Visitar			**0,20**
Peito direito	153 (51,34 %)	33 (42,86 %)	
Peito esquerdo	145 (48,66 %)	44 (57,14 %)	

3.2.3.8. Lugares por quadrante

= Metade das massas da nossa série (50,13%) localizavam-se no quadrante superior e na união dos quadrantes exteriores (50,7% das massas benignas vs 48,05% das massas malignas,^ *0,68).*

A distribuição por quadrantes das massas benignas e malignas é apresentada na Figura 24.

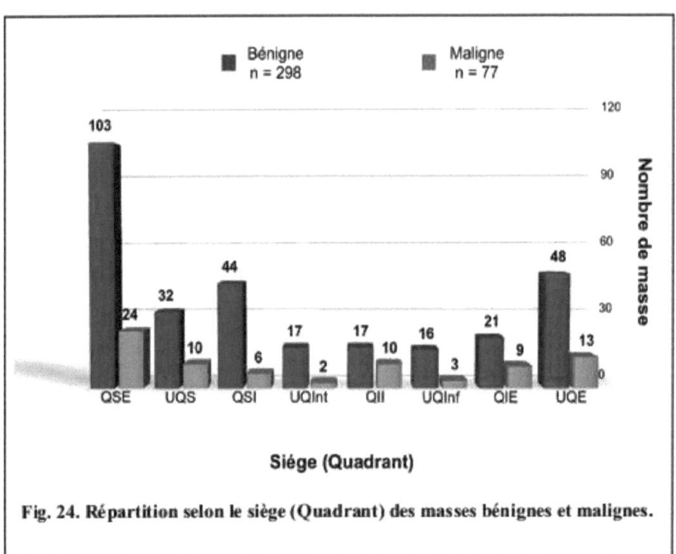

Fig. 24. Répartition selon le siège (Quadrant) des masses bénignes et malignes.

Fig. 24: Distribuição quadrangular massas benignas e malignas.

3.2.3.9. Tamanho

O tamanho médio da massa ecográfica foi de 19,12 + 11,15 mm, com extremos que variaram entre 4,8 mm e 12 mm.

O tamanho médio das massas malignas na ecografia foi maior do que o das massas benignas, respetivamente 24,46 + 11,53 mm (6-59 mm) e 17,74 + 10,64 mm (4,8-112 mm) *($p < 0,0001$).*

A distribuição das massas na ecografia de acordo com o tamanho, por faixas de 10 mm, mostra um pico na faixa de 10-20 mm nos grupos benigno e maligno (fig. 25).

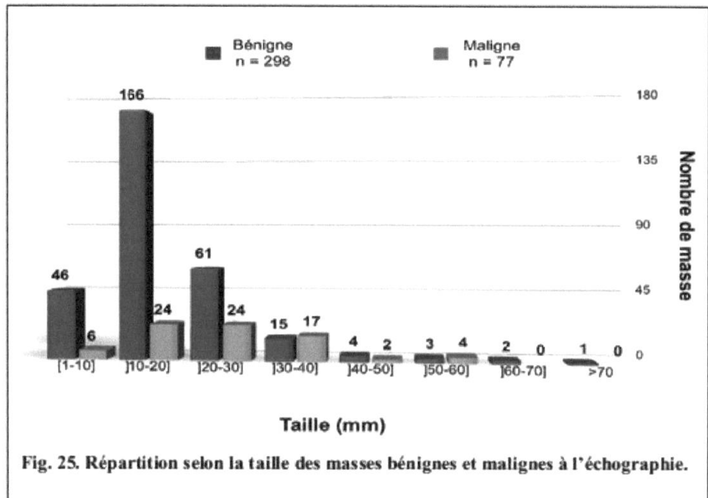

Fig. 25. Répartition selon la taille des masses bénignes et malignes à l'échographie.

Fig. 25. Distribuição do tamanho das massas benignas e malignas na ultrassonografia.

3.2.3.10. Distância do mamilo

A distância média das massas ao mamilo na ecografia foi de 42,26 + 23,16 mm, com extremos que variaram de 0 mm a 27 mm.

A distância média das massas benignas e malignas ao mamilo na ecografia foi de 41,50 + 21,88 mm (1,8-108 mm) e 45,20 + 27,52 mm (0-127 mm), respetivamente *(p = 0,2 7).*

3.2.3.11. Distância da pele

A distância média das massas à pele na ecografia foi de 8,11+5,29 mm, com extremos que variaram de 0 mm a 31,7 mm.

A distância média das massas benignas e malignas em relação à pele na ecografia foi de 8,33 + 5,43 mm (0-31,7 mm) e 7,27 + 4,63 mm (0-21,2 mm), respetivamente (p = 0,08).

3.2.3.12. Espessura do peito

Na nossa série, a espessura média da mama na ecografia foi de 36,07 + 15,20 mm, com extremos que variaram de 9 mm a ll7 mm.

A espessura média da mama na ecografia no grupo maligno foi maior, 38,02 + 13,26 mm, do que no grupo benigno, 35,57 + 15,64 mm, mas sem diferença significativa (p = 0,16).

3.2.3.13. Caraterísticas de massa

3.2.3.13.1. Forma

Na ecografia, a grande maioria das massas benignas tinha forma oval (86,24%) e raramente era irregular (8,05%) *(p < 0,0001)*. Em contraste, as massas malignas eram frequentemente irregulares (88,31%) e raramente ovais (6,49%) *(p < 0,0001)* em .

A distribuição das massas benignas e malignas na ecografia é apresentada na tabela 34.

Tabela 34. Distribuição das massas benignas e malignas na ultrassonografia de acordo com a forma

Massa	Benigno n = 298	Maligno n = 77	*P*
Forma			**< 0,0001**
Oval	**257 (86,24 %)**	**5 (6,49 %)**	
Redondo	**17(5,70%)**	**4(5,19%)**	
Irregular	**24 (8,05 %)**	**68 (88,31 %)**	

1.1.1.1.1. Orientação

Conforme demonstrado na Tabela 35, as massas benignas foram mais frequentemente paralelas à pele (97,65%) *(p < 0,0001)*. Ao contrário das massas malignas, que frequentemente não eram paralelas à pele (79,22%) *(p < 0,0001)*.

Tabela 35. Distribuição de acordo com a orientação das massas benignas e malignas na ultrassonografia

Massa	Benigno n = 298	Maligno n = 77	*P*
Orientação			**< 0,0001**
Paralelo à pele	291 (97,65 %)	16 (20,78 %)	
Não paralelo à pele	7 (2,35 %)	61 (79,22 %)	

3.2.2.7.3. Contornos

Na ecografia, as massas benignas eram mais frequentemente circunscritas ou microlobuladas (96,3%, *p < 0,0001*). Por outro lado, as massas malignas eram frequentemente angulares e espiculadas (81,8%, ^ < *0,0001)*.

A distribuição das massas benignas e malignas na ecografia é apresentada na tabela 36.

Tabela 36. Distribuição do contorno das massas benignas e malignas na ultrassonografia.

Massa	Benigno n = 298	Maligno n = 77	*P*
Contornos			**< 0,0001**
Circunscrito	88 (29,53 %)	0	
Microlobulado	199 (66,78 %)	8(10,39%)	
Indistinto	9 (3,02 %)	6 (7,79 %)	
Angular	2 (0,67 %)	19 (24,68 %)	
Espiculado	0	44 (57,14 %)	

3.2.2.7.4. Fronteira

Como mostrado na Tabela 37, as massas benignas eram mais frequentemente de bordas finas (96,64%) *($p < 0,0001$)*. Em contraste, as massas malignas tinham frequentemente um halo ecogénico periférico (67,53%) *($p < 0,0001$)*.

Tabela 37. Distribuição de acordo com a borda das massas benignas e malignas na ultrassonografia			
Massa	**Benigno n = 298**	**Maligno n = 77**	***P***
Fronteira			**< 0,0001**
Ótimo	288 (96,64 %)	25 (32,47 %)	
Halo ecogénico	10 (3,36 %)	52 (67,53 %)	

3.2.2.7.5. Ecoestrutura

< A Tabela 38 resume a ecoestrutura das massas benignas e malignas na ecografia, mostrando que a grande maioria das massas benignas era isoecóica ou hipoecóica para a gordura (95%. y *0,0001*). < Por outro lado, as massas malignas eram mais frequentemente hipoecóicas para a gordura (92,21%, y *0,0001)*.

Não foram encontradas massas anecogénicas na nossa série.

Tabela 38. Distribuição de acordo com a ecoestrutura das massas benignas e malignas na ultrassonografia.			
Massa	**Benigno n = 298**	**Maligno n = 77**	***P***
Ecoestrutura			**< 0,0001**
Anecogénico	**0**	**0**	
Isoecogénico	130 (43,62 %)	**0**	
Hipoecóico	153 (51,34 %)	71 (92,21 %)	
Hiperecóico	2 (0,67 %)	**0**	
Complexo	12 (4,03 %)	**3 (3,90 %)**	
Heterogéneo	1 (0,34 %)	**3 (3,90 %)**	

1.1.1.1.1. Sinais acústicos posteriores

Na ecografia, a grande maioria das massas benignas não apresentava sinais acústicos posteriores (90,9%, $p < 0,0001$). < Pelo contrário, as massas malignas eram frequentemente atenuantes (57,14%, p *0,0001)*.

A distribuição de acordo com os sinais acústicos posteriores das massas benignas e malignas na ultrassonografia é mostrada na tabela 39.

Tabela 39. Distribuição de acordo com os sinais acústicos posteriores das massas benignas e malignas na ultrassonografia			
Massa	**Benigno n = 298**	**Maligno n = 77**	***P***
Sinais acústicos posteriores			
Sem efeito	**271 (90,94 %)**	**28 (36,36 %)**	**< 0,0001**
Reforço	**13 (4,36%)**	**3 (3,90 %)**	**0,89**
Atenuação	**8 (2,68 %)**	**44 (57,14 %)**	**< 0,0001**
Combinado	**6 (2,01 %)**	**2 (2,60 %)**	**0,90**

3.2.2.7.7. Calcificações

< Das 375 massas estudadas 81 ou 21,6% tinham calcificações visíveis na ecografia (40 em 77 [51,95%] massas malignas e 41 em 298 [13,76%] massas benignas,^ *0,0001*) (tabela 40).

Verificamos que as calcificações estão todas localizadas nas massas na ecografia.

Tabela 40. Distribuição de acordo com a presença de calcificações em massas benignas e malignas na ultrassonografia.

Massa	Benigno η = 298	Maligno η = 77	P
Calcificações			**0,0001**
Ausente	257 (86,24 %)	37 (48,05 %)	
Presente	41 (13,76%)	40 (51,95 %)	

3.2.2.7.8. Vascularização por Doppler a cores

Das 375 massas da nossa série, 309 (82,4%) eram vascularizadas ao Doppler a cores, 235 (78,86%) massas benignas versus 74 (96,1%) massas malignas ($p = 0,0004$).

Verificou-se uma ausência de vascularização das massas malignas em três casos (3,9%) em comparação com 63 (21,14%) massas benignas ($p = 0,0004$).

A Tabela 41 mostra que a forte vascularização (central e periférica) foi mais frequentemente observada em massas malignas do que em massas benignas (66,23% vs 32,21%,^ < 0,0001).

Tabela 41. Distribuição de acordo com a vascularização de massas benignas e malignas ao Doppler a cores.

Massa	Benigno n = 298	Maligno n = 77	P
Vascularização			**< 0,0001**
Ausente	63 (21,14%)	3 (3,90%)	
Periférico	135 (45,30 %)	16 (20,78 %)	
Central	4(1,34%)	7 (9,09 %)	
Central e periférica	96 (32,21 %)	51 (66,23 %)	

3.2.2.7.9. Sinais associados

Os resultados da análise dos sinais associados a massas benignas e malignas na ecografia são apresentados nas tabelas 42 e 43.

Os sinais associados foram frequentemente encontrados em casos malignos (29,87%) e raramente em casos benignos (1,34%) ($p < 0,0001$).

Estes sinais associados correspondiam a ectasia galactófora ecogénica, espessamento da pele, retração da pele e do mamilo, bem como rndema e hipervascularização do tecido circundante.

O espessamento da pele foi associado a lesões benignas em 2 casos e a lesões malignas em 8 casos ($p < 0,0001$).

A retração da pele foi encontrada em 10 casos de lesões malignas e num caso de lesão benigna *(p < 0,0001)*.

O rndema do tecido circundante foi encontrado em 12 casos de lesões malignas e num caso de lesão benigna *(p < 0,0001)*.

A ectasia galatofórica ecogénica, a retração do mamilo e a hipervascularização do tecido circundante ao Doppler a cores foram associadas apenas a massas malignas, em 2, 7 e 11 casos, respetivamente.

Na nossa série, não se verificou qualquer distorção arquitetónica ou invasão do músculo peitoral.

Tabela 42. Distribuição de acordo com sinais associados de massas benignas e malignas na ultrassonografia.

Massa	**Benigno n = 298**	**Maligno n = 77**	***P***
Sinais associados			**< 0,0001**
Ausência	294 (98,87 %)	54 (70,13 %)	
Presença	4(1,34%)	23 (29,87 %)	

Tabela 43. Distribuição de acordo com o tipo de sinais associados às massas benignas e malignas na ecografia.

Massa	**Benigno η = 4**	**Maligno η = 23**	***P***
Tipos de sinais associados			
Distorção arquitetónica	0	0	1
Ectasia galactofórica ecogénica	0	2	0,06
Espessamento da pele	2	8	**< 0,0001**
Retração da pele	1	10	**< 0,0001**
Retração do mamilo	0	7	**< 0,0001**
ffidema	1	12	**< 0,0001**
Hipervascularização	0	11	**< 0,0001**
Invasão do músculo peitoral	0	0	1

3.2.2.7.10. Gânglio

Na ecografia, 61 doentes apresentavam adenopatias, 59 em 72 (81,94%) no grupo maligno e 2 em 258 (0,008%) no grupo benigno *(p<0,0001)*.

A distribuição das massas benignas e malignas na ecografia de acordo com o envolvimento dos gânglios linfáticos é apresentada na tabela 44.

Tabela 44. Distribuição de acordo com o envolvimento linfonodal dos pacientes nos grupos benigno e maligno na ultrassonografia

Doente	**Benim n = 258**	**Maligno n = 72**	***P***
Nós			
Homolateral	2	55	**< 0,0001**
Axilas periféricas	2	58	**< 0,0001**
Axila central	0	12	**< 0,0001**
Subclavicular	0	4	**< 0,0001**

Mamária interna	0	0	1
Sus clavicularis	0	0	1
Controlateral	0	1	0,06

3.2.2.7.11. Categoria ACR BI-RADS

Os resultados da classificação BI-RADS por ecografia na nossa série foram 76 massas (20,27%) classificadas como BI-RADS 3, 192 massas (51,2%) classificadas como BIRADS 4a, 11 massas (2,93%) classificadas como BI-RADS 4b, 41 massas classificadas como BIRADS 4c e 55 massas (14,67%) classificadas como BI-RADS 5.

A distribuição das massas benignas e malignas de acordo com a classificação BI-RADS é apresentada na tabela 45.

Tabela 45. Distribuição de acordo com a classificação BI-RADS das massas benignas e malignas na ultrassonografia.

Massa	**Benigno n = 298**	Maligno n = 77	**Percentagem de malignidade**	***P***
Categoria BI-RADS				**< 0,0001**
3	76 (25,50%)	0	0	
4a	190 (63,76%)	2 (2,60%)	1,04%	
4b	7 (2,35%)	4(5,19%)	36,36%	
4c	23 (7,72%)	18 (23,38%)	43,90%	
5	2 (0,67%)	53 (68,83 %)	96%	

Entre as lesões benignas, 76 massas (25,50%) foram classificadas como BI-RADS 3 e 222 massas (74,50%) foram classificadas como BI-RADS 4a, 4b, 4e 5.

Todas as massas malignas foram classificadas como BI-RADS 4a, 4b, 4c e 5; nenhuma massa foi classificada como BIRADS 3.

Verificámos que a proporção de lesões malignas aumenta com as subcategorias a, b, c do BI-RADS 4.

3.3. Elastografia

3.3.1. Parâmetros de qualidade

3.3.1.1. Cartografia a cores coerente

A maioria das massas não era muito homogénea (71,47%) (Fig. 26). De facto, o mapeamento de cores não era muito homogéneo em dois terços das massas benignas e em metade das massas malignas (Tabela 46).

Tabela 46. Distribuição de acordo homogeneidade do mapeamento de cores das massas benignas e malignas na elastografia.

Massa	**Benigno n = 298**	**Maligno n = 77**	***P***

Mapeamento consistente			< 0,0001
Homogéneo	17(5,70%)	18 (23,38 %)	
Não muito homogéneo	228 (76,51 %)	40 (51,95 %)	
Heterogéneo	53 (17,79 %)	19 (24,68 %)	

Fig. 26: Mapas de fluxo inconsistentes (a) Fibroadenoma (b) Carcinoma ductal infiltrante NST.

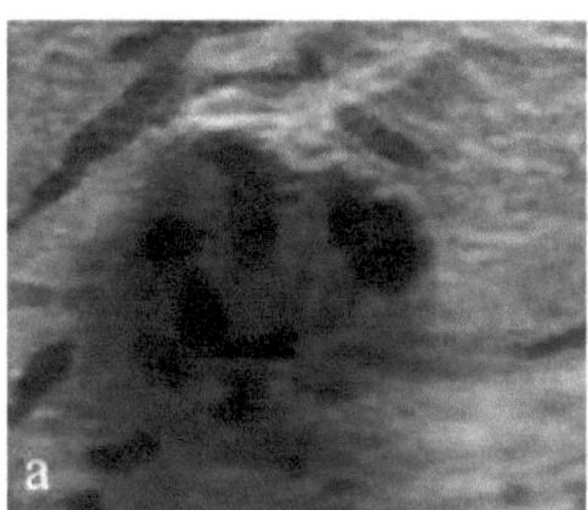

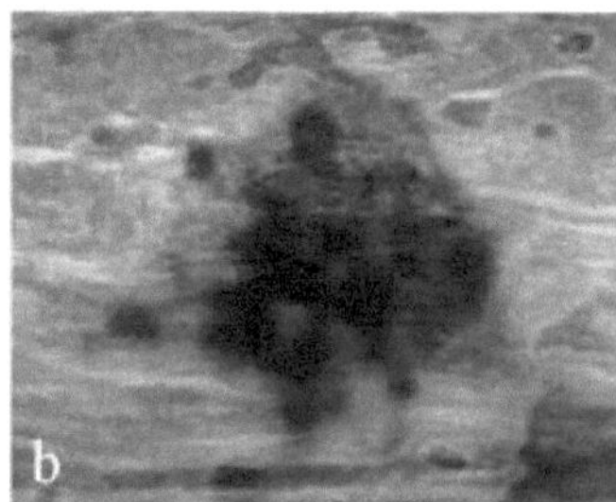

3.3.1.2. Cor cartográfica máxima

< Na elastografia, a cor máxima das massas benignas foi o verde (componente intermédio) na grande maioria dos casos (74,16%,ρ *0,0001)* e o azul (componente duro) nas massas malignas (96,10%,^ < *0,0001*) (fig. 27).

A distribuição de acordo com a cor máxima do mapeamento de massas benignas e malignas na elastografia é apresentada na Tabela 47.

Tabela 47. Distribuição de acordo com a cor máxima do mapeamento de massas benignas e malignas na elastografia.

Massa	**Benigno n = 298**	**Maligno n = 77**	***P***
Cor máxima do mapeamento			**< 0,0001**
Vermelho (componente flexível)	2 (0,67 %)	**0**	
Verde (componente intermédio)	221 (74,16%)	**3 (3,90 %)**	
Azul (componente rígido)	75 (25,17 %)	74 **(96,10 %)**	

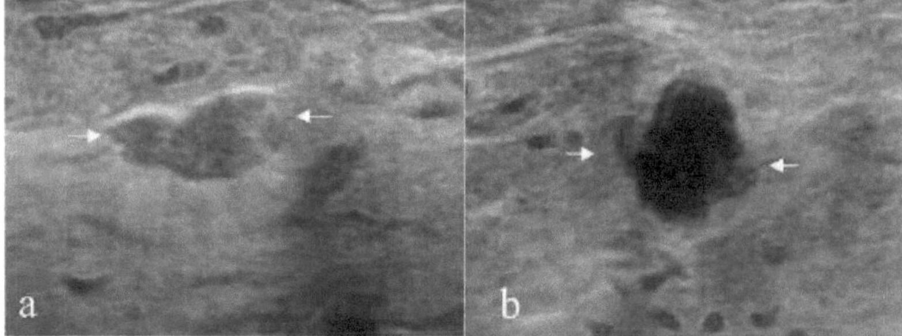

Fig. 27: Cor máxima no mapeamento: (a) Massa cuja cor máxima era verde (setas). Fibroadenoma. (b) Massa cuja cor máxima era azul (setas). Carcinoma papilar.

3.3.1.3. Localização zona mais difícil

A área mais difícil na elastografia para massas benignas foi mais frequentemente peri-lesional (76,83%,j9 < *0,0001*). Para as lesões malignas, a área mais difícil no mapeamento foi a intra e peri-lesional (81,82%, $p < 0,0001$) (tabela 48) (fig. 28).

Tabela 48. Distribuição de acordo com a localização zona mais dura das massas benignas e malignas na elastografia.

Massa	**Benigno n = 298**	**Maligno n = 77**	***P***
Localização zona mais difícil			
Intra-lesional	74 (24,83 %)	13 (16,88 %)	0,14
Perímetro da lesão	220 (73,83 %)	1 (1,30%)	**< 0,0001**
Intra- e peri-lesão	4(1,34%)	63 (81,82 %)	**< 0,0001**

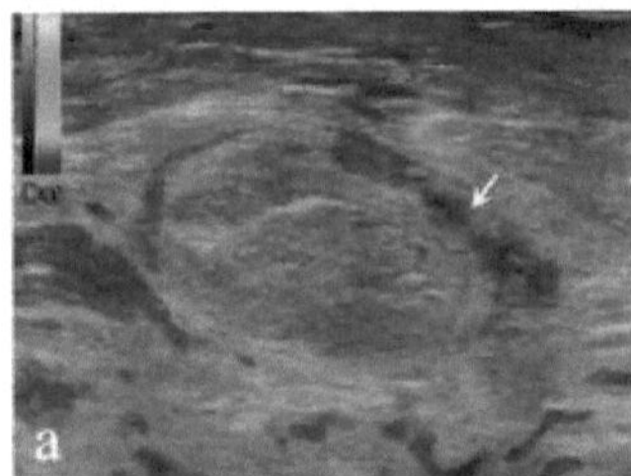

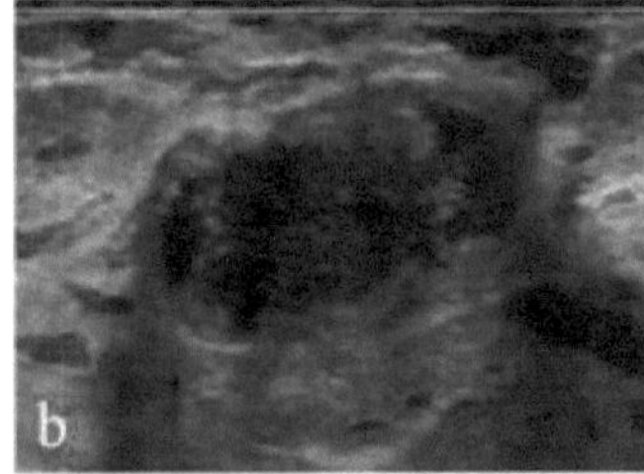

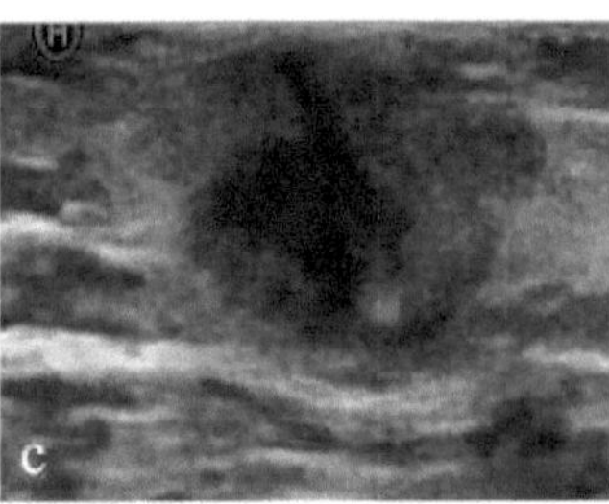

Fig. 28: Localização zona mais dura na elastografia.
(a) Lesão peri (seta). Fibroadenoma. (b) Intra-lesional. Tumor de Phyllodes, (c) Peri e intra-lesional. Carcinoma infiltrativo NST.

3.3.1.4. Lesão tóxica

98,4% das massas apresentaram ecos intra-lesionais (99,66% lesões benignas vs 93,51% lesões malignas).

As lesões com um eco vazio no mapeamento a cores são frequentemente malignas ($p < 0,0001$) (tabela 49) (fig. 29).

Tabela 49. Distribuição de acordo com a presença de eco intra-lesional de massas benignas e malignas na elastografia.

Massa	**Benigno n = 298**	**Maligno n = 77**	***P***
Ultrassom intra-lesional			**0,0009**
Presença	297 (99,66%)	72 (93,51%)	

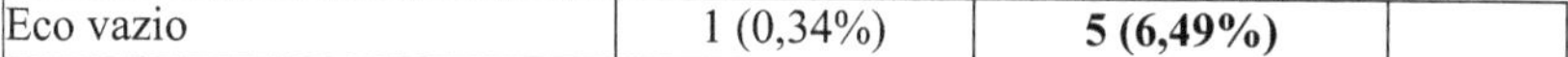

Eco vazio	1 (0,34%)	**5 (6,49%)**	

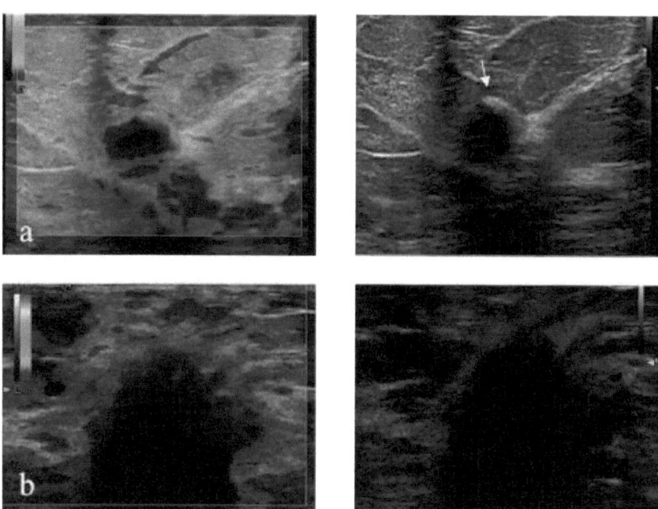

Fig. 29: Ecos intra-lesionais vazios no mapeamento a cores. Imagens elastográficas e imagens de ultrassom correspondentes. (a) Cisto remodelado, calcificação parietal (seta). (b) Carcinoma infiltrativo NST.

3.3.1.5. Pontuação colorimétrica

Dentre as 375 massas classificadas pelo escore colorimétrico, o escore 1 ocorreu em 10 casos (2,67%), o escore 2 em 213 casos (56,8%), o escore 3 em 76 casos (20,27%), o escore 4 em 9 casos (2,4%) e o escore 5 em 67 casos (17,87%). No total, os escores 1, 2 e 3, considerados benignos, representaram 299 casos, ou 79,73% do total, e os escores 4 e 5, considerados malignos, representaram 76 casos, ou 20,26% do total (fig. 30).

A distribuição de acordo com a pontuação colorimétrica das massas benignas e malignas na elastografia é mostrada na tabela 50.

Tabela 50. Distribuição de acordo com o escore colorimétrico das massas benignas e malignas na elastografia.

Massa	**Benigno n = 298**	**Maligno n = 77**	*P*
Pontuação colorimétrica			**< 0,0001**
1	10 (3,36 %)	**0**	
2	212(71,14 %)	1 (1,30%)	
3	69 (23,15 %)	7 (9,09 %)	
4	3 (1,01 %)	6 (7,79 %)	
5	4(1,34 %)	63 (81,82 %)	

Sete massas (2,35%) com um score considerado maligno (score 4 e 5) eram histologicamente benignas.

Oito massas (10,39%) com uma pontuação considerada benigna (pontuação 1, 2 e 3) revelaram-se malignas.

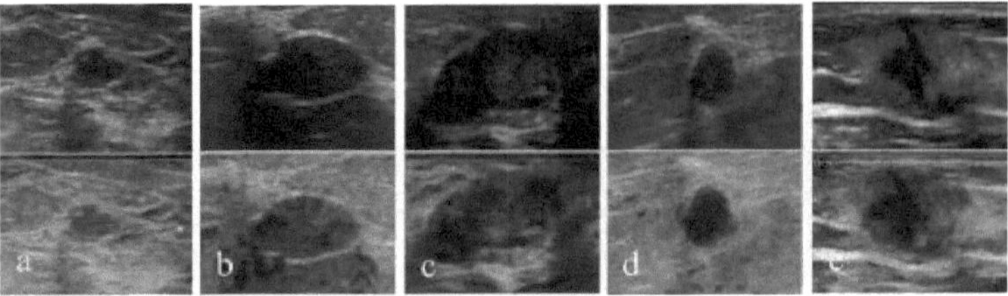

Fig. 30: Escore de elasticidade. Imagens elastográficas e imagens de ultrassom correspondentes. (a) Escore 1: Fibroadenoma, (b) Escore 2: Fibroadenoma, (c) Escore 3: Tumor de Phyllodes, (d) Escore 4: Carcinoma papilar. (e) Pontuação 5: Carcinoma invasivo do NST.

3.3.2. Parâmetros quantitativos

3.3.2.1. Rácio de elasticidade

3.3.2.1.1. Rácio gordura-lesão

Nas 375 massas, a média da relação gordura/lesão na elastografia foi de 8,36 + 21,86, com extremos que variaram de 0,62 a 217,7.

O rácio médio gordura/lesão no grupo de massas malignas à elastografia foi 32,7 + 39,89 (2,66-217,7) mais elevado do que no grupo de massas benignas 2,1 + 1,18 (0,62-13), de forma muito significativa (p < 0,0001) (fig. 31).

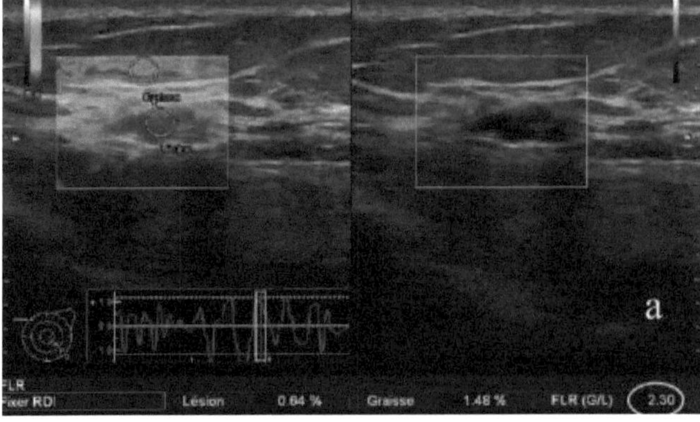

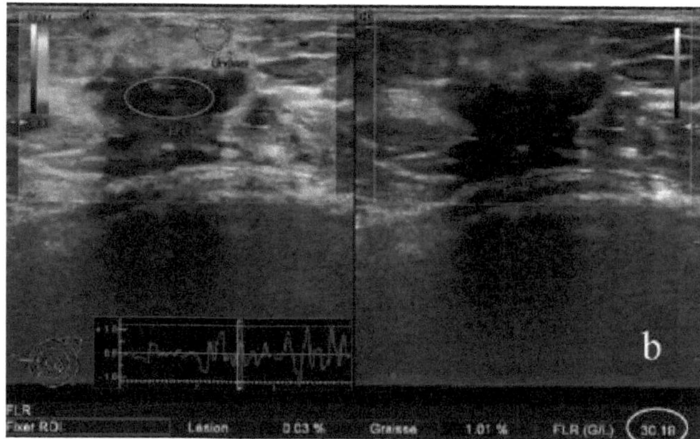

Fig. 31: Relação gordura-lesão. (a) Rácio de elasticidade calculado a 2,3. Mastopatia por fibrose cística (b) Rácio de elasticidade calculado a 30,18. Carcinoma invasivoNST.

3.3.2.1.2. Rácio glândula/lesão

Das 375 massas, o rácio glândula-lesão só foi alcançado para 315 massas, ou seja, 84%, devido à ausência de tecido glandular na imagem elastográfica.

O rácio médio glândula/lesão na elastografia foi de 6,13 + 2,68, com extremos que variaram entre 0,08 e 77.

O rácio médio glândula-lesão no grupo de massas malignas à elastografia foi 8,98 + 13,79 (0,68 - 77) mais elevado do que no grupo de massas benignas 1,5 + 0,67 (0,08 - 5,46), significativamente ($p < 0,0001$) (fig. 32).

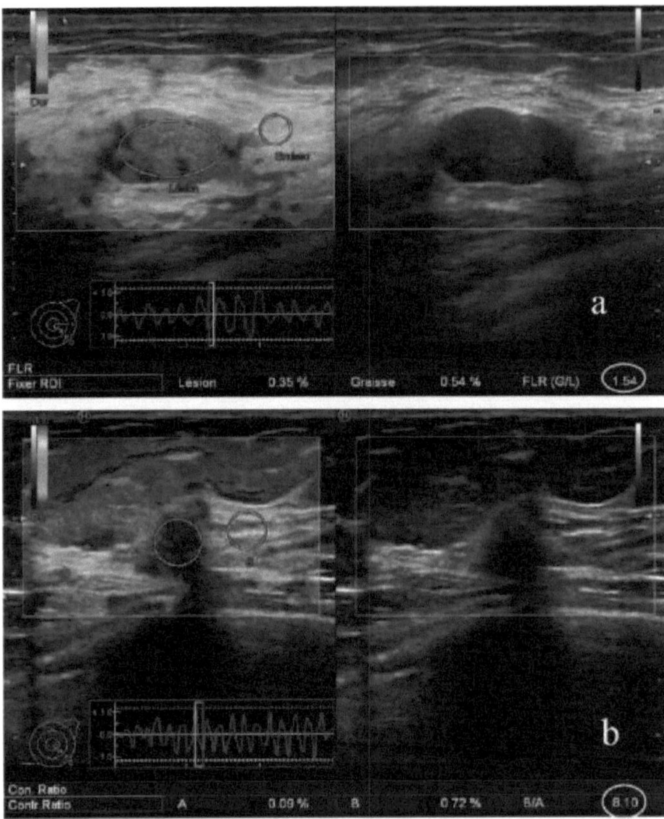

Fig. 32: Relação glândula/lesão. (a) Rácio de elasticidade calculado a 1,54. Fibroadenoma. Fibroadenoma (b) Rácio de elasticidade calculado a 8,10. Carcinoma infllante NST.

3.3.2.2. Rácio de dimensão

O rácio de tamanho elastográfico médio das 375 massas foi de 1,04 + 0,15, com extremos que variaram entre 0,76 e 2,27.

O rácio médio do tamanho das massas malignas na elastografia foi 1,23 + 0,22 (1-2,27) superior ao das massas benignas 0,99 + 0,05 (0,76 - 1,45), significativamente *(p < 0,0001)* (fig. 33).

Nos tumores benignos, o rácio de tamanho foi, na grande maioria dos casos, inferior ou igual a 1 (96,98%,^ *< 0,0001*). Pelo contrário, nos tumores malignos, o rácio de tamanho foi frequentemente superior a 1 (89,61%,^ *< 0,0001*) (tabela 51).

Tabela 51. Distribuição de acordo com o rácio do tamanho das massas benignas e malignas na elastografia

Massa	**Benigno n = 298**	**Maligno n = 77**	***P***
Rácio de dimensão			**< 0,0001**

< 1	289 (96,98 %)	8(10,39%)	
> 1	9 (3,02%)	69 (89,61 %)	

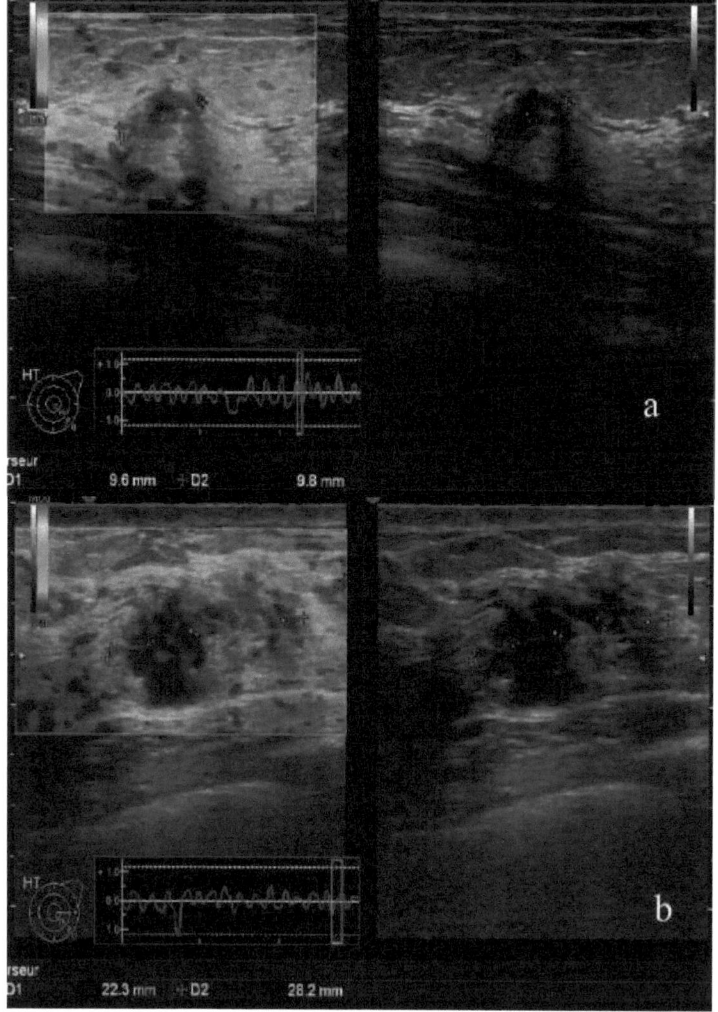

Fig. 33: Rácio de tamanho (a) Rácio de tamanho calculado a 0,98. Fibroadenoma. Fibroadenoma (b) Rácio de tamanho calculado a 1,26. Carcinoma infllante NST.

4. Caraterísticas histológicas

4.1. Resultados das biopsias guiadas por ultra-sons

Todas as massas estudadas foram submetidas a biópsia percutânea para correlação histológica, 352 microbiópsias e 23 macrobiópsias sob ultrassom.

O número médio de amostras foi de 5,93 + 1,85 núcleos por massa (2 núcleos de portagem).

O exame anatomopatológico das 375 massas revelou 298 (79,47%) massas benignas e 77 (20,05%) massas malignas.

4.1.1. Lesões benignas

Entre as lesões benignas, a análise patológica revelou 189 fibroadenomas (63,42%), 30 tumores filodes de baixo grau (10,07%), 55 mastopatias fibrocísticas (18,46%), 4 adenomiepiteliomas (1,34%), 3 papilomas (1,01%), e 17 (5,7%) lesões diversas (5 mastites granulomatosas, 3 citosteatonecroses, 2 quistos retrabalhados, 2 galactoforites, 2 hiperplasias estremes pseudoangiomatosas, um quisto epidérmico, um abcesso e um gânglio linfático) (tabela 52 e fig. 34).

Tabela 52. Distribuição das lesões benignas de acordo com os resultados da biopsia

Massa	**Benigno η = 298**
Lesões benignas	
Adenofibroma	189 (63,42 %)
Tumor filodes de baixo grau	30 (10,07 %)
Mastopatia fibrocística	55 (18,46%)
Adenomioepitelioma	4(1,34%)
Papiloma	3 (1,01 %)
Outros	17 (5,70 %)

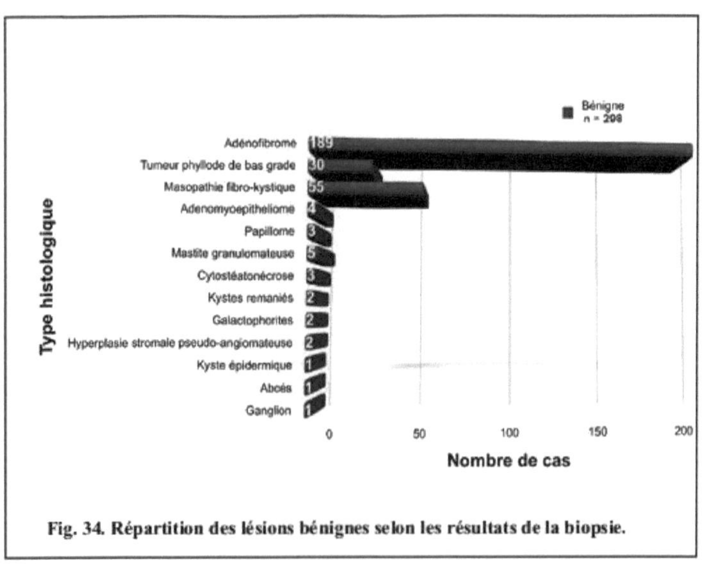

Fig. 34. Répartition des lésions bénignes selon les résultats de la biopsie.

Fig. 34. Distribuição das lesões benignas de acordo com os resultados da biopsia.

4.1.2. Lesões malignas

4.1.2.1. Tipos histológicos

A análise patológica das lesões malignas revelou dois carcinomas ductais in situ (2,60%) e 75 carcinomas infiltrantes (97,40%) (tabela 53).

Entre os carcinomas infiltrantes, 55 carcinomas NST na biopsia, ou seja, 73,33% dos carcinomas infiltrantes, nove carcinomas lobulares, quatro carcinomas mistos, dois carcinomas micropapilares, um carcinoma papilar intracístico, um carcinoma cribriforme, um carcinoma coloide, um carcinoma apócrino e um carcinoma neuroendócrino (fig. 35).

Tabela 53. Distribuição das massas malignas de acordo com os resultados da biópsia

Massa	**Maligno n = 77**			
Tipo histológico	**NST**	**Lobular**	**Misto**	**Outros**
Carcinoma in situ	2 (100 %)	0	0	0
Carcinoma invasivo	55 (73,33 %)	9 (12,02 %)	4 (5,33 %)	7 (9,33 %)

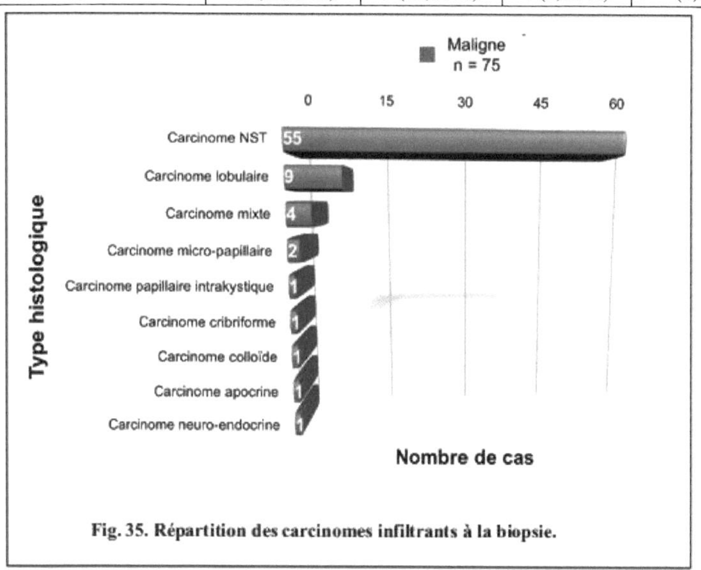

Fig. 35. Répartition des carcinomes infiltrants à la biopsie.

Fig. 35. Distribuição dos carcinomas infiltrantes na biopsia.

4.1.2.2. Grau histo-pronóstico

A Tabela 54 resume a distribuição das lesões malignas de acordo com o grau histológico e mostra que a maioria dos carcinomas infiltrantes era de grau II (76%).

Tabela 54. Distribuição do grau histológico dos carcinomas infiltrantes na biopsia

Massa	**Maligno n = 75**
Grau histo-pronóstico	
I	7 (9,33 %)

II	57 (76,00 %)
III	11 (14,67%)

4.1.2.3. Receptores hormonais

Os carcinomas invasivos expressaram frequentemente receptores de estrogénio e de progesterona, 85,33% e 78,67%, respetivamente (tabela 55).

Tabela 55. Distribuição, de acordo com a expressão dos receptores hormonais, dos carcinomas infiltrantes na biopsia

Massa	**Maligno n = 75**
Recetor de estrogénio	
Positivo	64 (85,33 %)
Negativo	11 (14,67%)
Recetor de progesterona	
Positivo	59 (78,67 %)
Negativo	16(21,33%)

4.1.2.4. Estatuto HER2

Como se mostra na Tabela 56, os carcinomas infiltrantes raramente sobre-expressaram os factores de crescimento HER2 (10,67%).

Tabela 56. Distribuição de acordo com a sobreexpressão de HER2 dos carcinomas invasivos na biopsia

Massa	**Maligno n = 75**
Estatuto HER2	
Positivo	8 (10,67%)
Negativo	67 (89,33%)

4.1.2.5. Índice de proliferação

A maioria dos carcinomas invasivos na nossa série (81,33%) tinha um índice de proliferação elevado e apenas 18,67% tinham um índice de proliferação baixo (tabela 57).

Tabela 57. Distribuição de acordo com o índice de proliferação dos carcinomas infiltrantes na biópsia

Massa	**Maligno n = 75**
Ki 67%	
< 14	14(18,67%)
> 14	61 (81,33 %)

4.1.2.6. Classificação molecular

Os 75 carcinomas invasivos foram classificados de acordo com a classificação molecular como luminal A em 12 casos (16%), luminal B em 52 casos (69,33%), HER2 em 4 casos (5,33%) e triplo negativo em 7 casos (9,33%) (Tabela 58).

Observamos que o tipo luminal B foi mais frequentemente encontrado.

Tabela 58. Classificação molecular dos carcinomas invasivos na biopsia.	
Massa	**Maligno n = 75**
Classificação molecular	
Luminal A	12 (16,00%)
Luminal B	52 (69,33%)
HER2	4 (5,33%)
Triplo negativo	7 (9,33%)

4.2. Resultados do estudo da peça cirúrgica

Trinta e quatro doentes com lesões malignas, ou seja, 47,22% (37 massas em 77 [48,05%]), foram submetidas a cirurgia adicional, incluindo quatro lumpectomias, 6 lumpectomias com curativo e 24 mastectomias com curativo.

4.2.1. Tamanho

O tamanho médio das 37 massas na peça cirúrgica foi de 24,11 + 15,89 mm, com extremos que variaram de 5 mm a 90 mm.

A distribuição das massas malignas de acordo com o tamanho nas amostras operatórias, por intervalo de tamanho de 0 mm, mostra um pico no intervalo de 11-20 mm (fig. 36).

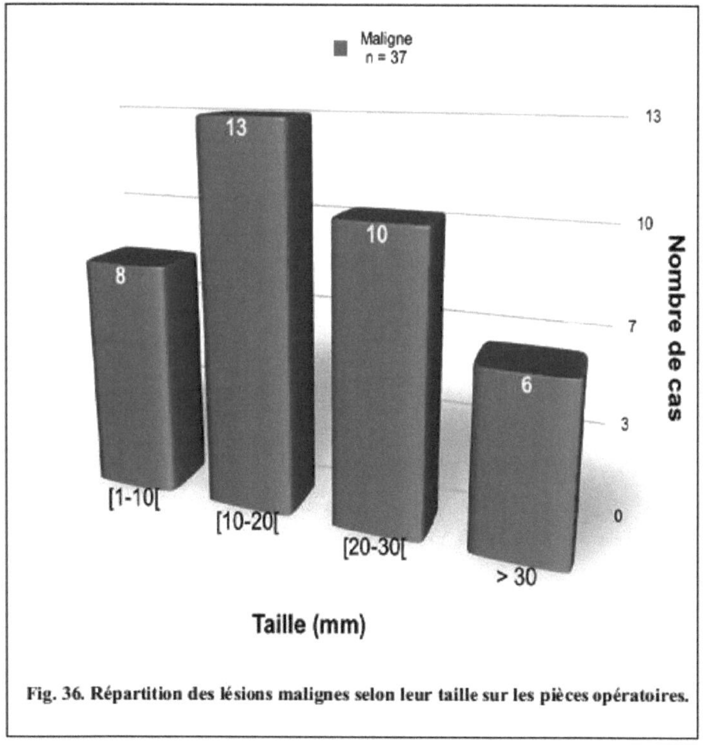

Fig. 36. Répartition des lésions malignes selon leur taille sur les pièces opératoires.

Fig. 36. Distribuição das lesões malignas de acordo com o tamanho nas peças cirúrgicas.

4.2.2. Tipo histológico

O exame anatomopatológico das peças cirúrgicas revelou 36 carcinomas infiltrantes (97,30%) e um caso de carcinoma ductal in situ (2,70%) (tabela 59).

Entre os carcinomas invasivos, encontrámos 26 carcinomas NST, ou seja, 72,22% dos carcinomas invasivos, três carcinomas lobulares, três carcinomas mistos, um carcinoma micro-papilar, um carcinoma papilar intra-cístico, um carcinoma coloide e um carcinoma apócrino (fig. 37).

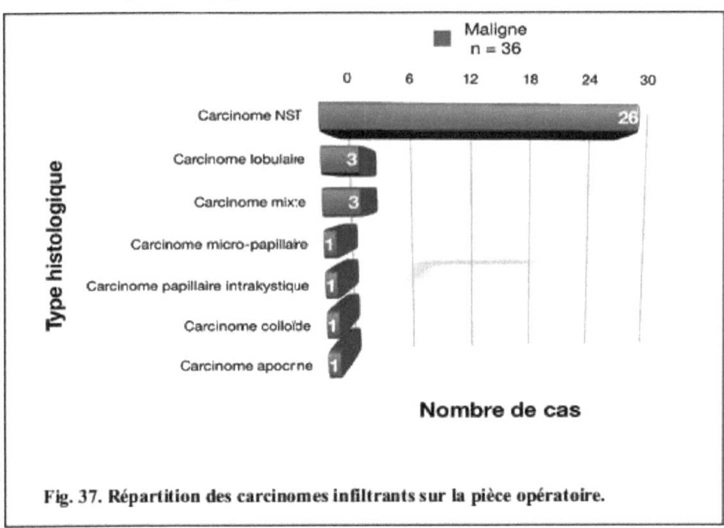

Fig. 37. Répartition des carcinomes infiltrants sur la pièce opératoire.

Fig. 37. Distribuição dos carcinomas infiltrantes na peça cirúrgica.

Tabela 59. Distribuição das lesões malignas de acordo com os achados cirúrgicos.				
Massa	**Maligno n = 37**			
Tipo histológico	**NST**	**Lobular**	**Misto**	**Outros**
Carcinoma in situ	**1 (100%)**	0	0	**0**
Carcinoma invasivo	26 (72,22%)	3 (8,33%)	3 (8,33%)	3 (11,11%)

4.2.3. Grau histo-pronóstico

Das 36 lesões malignas infiltrativas, 26 eram de grau II (72,22%), 2 de grau I (5,56%) e 8 de grau III (22,22%) (tabela 60).

Tabela 60. Distribuição do grau histológico dos carcinomas invasivos em doentes operados.	
Massa	**Maligno η = 36**
Grau histo-pronóstico	
I	2 (5,56 %)
II	26 (72,22 %)

III	8 (22,22%)

4.2.4. Receptores hormonais

Nos 36 carcinomas infiltrantes analisados na peça cirúrgica, os receptores de estrogénio e progesterona foram frequentemente expressos, respetivamente 86,11% e 77,78% (tabela 61).

Tabela 61. Distribuição, de acordo com a expressão dos receptores hormonais, dos carcinomas infiltrantes na peça cirúrgica	
Massa	**Maligno n = 36**
Recetor de estrogénio	
Positivo	31 (86,11%)
Negativo	5 (13,89%)
Recetor de progesterona	
Positivo	28 (77,78%)
Negativo	8 (22,22%)

4.2.5. Estatuto HER2

Como se pode ver na Tabela 62, os carcinomas infiltrantes raramente sobre-expressaram os factores de crescimento HER2 (13,89%).

Tabela 62. Distribuição dos carcinomas infiltrantes na peça cirúrgica de acordo com a sobreexpressão de HER2.	
Massa	**Maligno n = 36**
Estatuto HER2	
Positivo	5 (13,89%)
Negativo	31(86,11%)

4.2.6. Índice de proliferação

A maioria dos carcinomas invasivos (83,33%) tinha um índice de proliferação elevado e apenas 16,67% tinham um índice de proliferação baixo (tabela 63).

Tabela 63. Distribuição de carcinomas infiltrantes na peça cirúrgica de acordo com o índice de proliferação.	
Massa	**Maligno n = 36**
Ki 67	
< 14	6(16,67%)
> 14	30 (83,33 %)

4.2.7. Classificação molecular

Os 36 carcinomas invasivos foram classificados de acordo com a classificação molecular como luminal A em 3 casos (8,33%), luminal B em 29 casos (80,56%), HER2 em 3 casos (8,33%) e triplo negativo num caso (2,78%) (Tabela 64).

Tabela 64. Classificação molecular dos carcinomas invasivos na cirurgia.	
Massa	**Maligno η = 36**

Classificação molecular	
Luminal A	3 (8,33%)
Luminal B	29 (80,56%)
HER2	3 (8,3 %)
Triplo negativo	1 (2,78%)

4.2.8. Embolia vascular

Foram encontrados êmbolos vasculares em apenas três casos (8,33%) e as lesões eram do tipo ductal infiltrativo (tabela 65).

Tabela 65. Distribuição dos carcinomas invasivos de acordo com a invasão vascular.

Massa	**Maligno n = 36**
Embolia vascular	
Presença	3 (8,33%)
Ausência	33 (91,67%)

4.2.9. Necrose

A análise anatomopatológica revelou 4 casos de necrose intra-tumoral em 36 carcinomas infiltrantes. A maioria dos carcinomas infiltrantes não apresentava necrose (88,89%) (tabela 66).

Tabela 66. Distribuição dos carcinomas infiltrantes de acordo com a presença de necrose.

Massa	**Maligno n = 36**
Necrose	
Presença	4(11,11 %)
Ausência	32(88,89 %)

4.2.10. Mucina

Apenas um caso apresentou mucina nas peças operatórias. A lesão era do tipo carcinoma coloidal (tabela 67).

Tabela 67. Distribuição dos carcinomas infiltrantes de acordo com a presença de mucina

Massa	**Maligno n = 36**
Mucina	
Presença	1 (2,78 %)
Ausência	35 (97,22 %)

4.2.11. Fibrose

Conforme demonstrado na Tabela 68, a maioria dos carcinomas invasivos da nossa série apresentou fibrose peritumoral moderada (55,56%) e raramente extensa (11,11%).

Tabela 68. Distribuição de acordo com a abundância de fibrose peritumoral

em carcinomas infiltrantes	
Massa	**Maligno η = 36**
Abundância de fibrose	
Um pouco desconcertante	12 (33,33%)
Média ponderada	20 (55,56%)
Muito bonito	4(11,11%)

4.2.12. Gânglio

Após a análise dos gânglios linfáticos axilares, 19 doentes (55,88%) apresentavam gânglios linfáticos não infiltrados e 15 doentes (44,12%) apresentavam gânglios linfáticos infiltrados (tabela 69).

Tabela 69. Distribuição dos carcinomas invasivos de acordo com a infiltração de gânglios linfáticos	
Doente	**Maligno n = 34**
Infiltração de nódulos	
Negativo	19 (55,88%)
Positivo	15 (44,12%)

5. Correlações dos parâmetros de elastografia

5.2. Valores de limiar - benigno versus maligno

5.1.1. Índice de elasticidade

O melhor valor de limiar da pontuação de elasticidade para diferenciar entre massas benignas e malignas situou-se entre a pontuação 3 e 4 (Índice de Youden [YI] = 0,873) com uma área sob a curva (AUC) de 0,972, uma sensibilidade de 89,6% e uma especificidade de 97,7% (fig. 38).

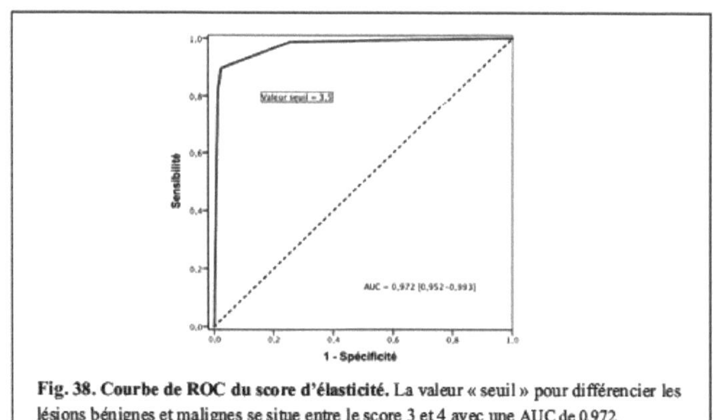

Fig. 38. Courbe de ROC du score d'élasticité. La valeur « seuil » pour différencier les lésions bénignes et malignes se situe entre le score 3 et 4 avec une AUC de 0,972.

Fig. 38. Curva ROC para a pontuação de elasticidade. O valor "limiar" para diferenciar lesões benignas e malignas situa-se entre a pontuação 3 e 4 com uma AUC de 0,972.

5.1.2. Rácio de elasticidade

Os melhores valores de limiar para o rácio gordura/lesão (FLR) e o rácio glândula/lesão (GLR) foram 3,67 (IY = 0,881) e 1,87 (IY = 0,531), respetivamente. A sensibilidade, a especificidade e a AUC da FLR foram, respetivamente, 96,1%, 93,3% e 0,990, IC [0,981-0,999]. Os valores GLR correspondentes foram, respetivamente, 72%, 81,1% e 0,820, IC [0,740-0,900].
Em termos de desempenho diagnóstico (sensibilidade, especificidade e AUC), a FLR foi significativamente superior à GLR *($p < 0,0001$)* (fig. 39).
Para o efeito, escolhemos a FLR como parâmetro de elastografia quantitativa.

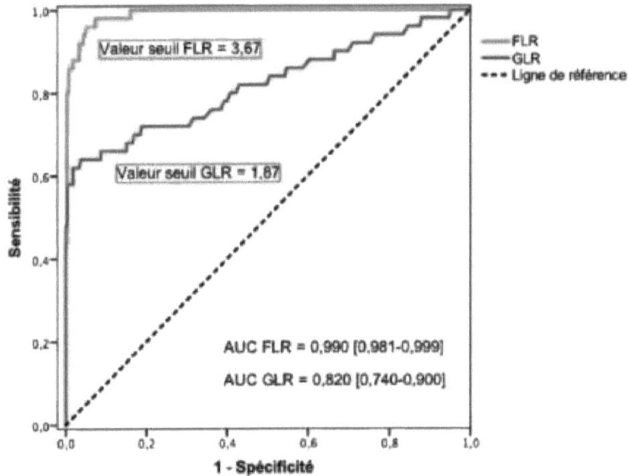

Fig. 39. Curva ROC para o rácio de elasticidade. Valor limiar de FLR de 3,67 com uma AUC de 0,990. Valor limiar de GLR de 1,87 com uma AUC de 0,820.

5.1.3. Rácio de dimensão

Com um melhor valor de limiar calculado em 1,045 (Índice de Youden [YI] = 0,85), o rácio de tamanho apresenta uma sensibilidade de 87%, uma especificidade de 80% e uma área sob a curva (AUC) de 0,951 (fig. 40).

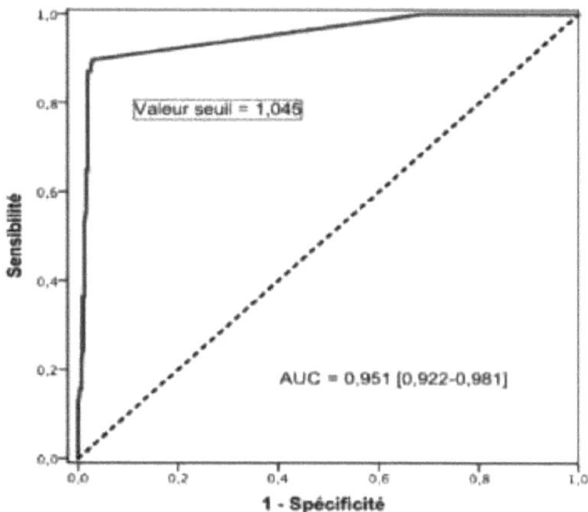

Fig. 40. Curva ROC do rácio de tamanho. O valor limiar para diferenciar lesões benignas e malignas é de 1,045 com uma AUC de 0,972.

5.2. Correlações entre dados populacionais e parâmetros elastográficos

5.2.1. Idade

Comparámos os resultados elastográficos concordantes (as lesões benignas apresentam pontuações 1, 2, 3 e valores do coeficiente de elasticidade inferiores ao limiar de 3,67 e as lesões malignas apresentam pontuações 4, 5 e valores do coeficiente de elasticidade superiores ou iguais ao limiar de 3,67 são encontrados em lesões malignas) e resultados discordantes (as lesões benignas são classificadas como 4, 5 e tinham valores do rácio de elasticidade superiores ou iguais ao limiar de 3,67 e as lesões malignas são classificadas como 1, 2, 3 e tinham valores do rácio de elasticidade inferiores ao limiar de 3,67).

Não encontrámos diferenças significativas entre os grupos concordantes e discordantes de acordo com a idade (p > 0,05) (tabela 70).

Tabela 70. Correlações entre os parâmetros elastográficos e a idade do paciente.

Pesos	Benigno η = 298			Maligno η = 77		
Pontuação de elasticidade	**Imagens correspondentes (1,2,3)**	**Imagens discordantes (4, 5)**	*P*	**Imagens concordantes (4, 5)**	**Imagens discordantes (1,2,3)**	*p*
Idade (anos)	**η (%)**	**η (%)**	0,22	**η (%)**	**η (%)**	0,60
<40	130 (44,7 %)	1 (14,3 %)		5 (7,2 %)	1 (12,5 %)	
>40	161 (55,3 %)	6 (85,7 %)		64 (92,8 %)	7 (87,5 %)	
Rácio de elasticidade	**Resultados concordantes <3,67**	**Resultados discordantes >3,67**	*P*	**Resultados concordantes >3,67**	**Resultados discordantes <3,67**	*P*
Idade (anos)	**η (%)**	**η (%)**	0,81	**η (%)**	**η (%)**	0,61
<40	123 (44,2%)	8 (40,0 %)		6(8,1 %)	**0**	

>40	155 (55,8 %)	12 (60,0 %)		68 (91,9%)	3 (100 %)	

5.2.2. Índice de massa corporal (IMC)

De acordo com os resultados da Tabela 71, não houve diferença significativa entre os grupos concordante e discordante nos resultados elastográficos de acordo com o índice de massa corporal (p > 0,05).

Tabela 71. Correlações entre os resultados elastográficos e o IMC do paciente.

Pesos	Benigno η = 298			Maligno η =77		
Pontuação de elasticidade	Imagens correspondentes (1, 2, 3)	Imagens discordantes (4, 5)	*P*	Imagens concordantes (4, 5)	Imagens discordantes (1, 2, 3)	*P*
IMC	η (%)	η (%)	0,098	η (%)	η (%)	0,051
Leanness< 18,5	17 (5,8 %)	1 (14,3 %)		0	0	
Normal [18,5-25[	122 (41,9 %)	0		13 (18,8 %)	4 (50,0 %)	
Excesso de peso[25-30[	101 (34,7 %)	3 (42,9 %)		32 (46,4 %)	4 (50,0 %)	
Obesidade >30	51 (17,5 %)	3 (42,9 %)		24 (34,8 %)	0	
Rácio de elasticidade	Resultados concordantes <3,67	Resultados discordantes >3,67	*P*	Resultados concordantes >3,67	Resultados discordantes <3,67	*P*
IMC	η (%)	η (%)	0,56	η (%)	η (%)	0,14
Leanness< 18,5	17 (6,0 %)	1 (5,0 %)		0	0	
Normal [18,5-25[	115(41,4%)	7 (35,0 %)		15 (20,3 %)	2 (66,7 %)	
Excesso de peso[25-30[	98 (35,3 %)	6 (30,0 %)		35 (47,3 %)	1 (33,3 %)	
Obesidade >30	48 (17,3 %)	6 (30,0 %)		24 (32,4 %)	0	

5.3. Correlações entre massas palpáveis e parâmetros elastográficos

Na tabela 72, o score 5 foi mais frequente nas massas palpáveis do que nas massas não palpáveis (33,58% vs 8,82%,j9 *< 0,0001).*

< A dureza média das lesões foi significativamente mais elevada para as lesões palpáveis do que para as lesões não palpáveis (15,11 + 31,79 vs 4,49 + 11,53, ρ 0,*0001).*

86,6% das massas não palpáveis tinham um rácio de elasticidade abaixo do limiar definido (FLR <3,67).

O rácio de tamanho médio foi mais elevado nas massas palpáveis 1,09 + 0,17 do que nas massas não palpáveis 1,04 + 0,*15, p< 0,0001.*

Tabela 72. Correlações entre massas palpáveis e parâmetros elastográficos.

Massa	**Palpável η = 137**	**Não palpável η = 238**	*ρ*
Parâmetros de elastografia			
Pontuação colorimétrica	**η (%)**	**η (%)**	
1	2(1,46%)	8 (3,36 %)	**< 0,0001**
2	51 (37,23 %)	162 (68,07 %)	
3	34 (24,82 %)	42 (17,65 %)	

4	4 (2,92 %)	5 (2,10 %)	
5	46 (33,58 %)	21 (8,82 %)	
Rácio de elasticidade (média + desvio padrão)	15,11 ±31,79	4,49 ± 11,53	**< 0,0001**
Rácio de dimensão (média + desvio padrão)	1,09 ±0,17	1,04 ±0,15	**0,004**

5.4. Correlação dos parâmetros mamográficos e elastográficos

5.4.1. Densidade da mama

Entre as lesões malignas, as pacientes com mamas extremamente densas (densidade d) constituíram 25% do grupo de imagens discordantes, muito mais do que os 2,9% do grupo concordante *(p = 0,007).*

Entre as lesões benignas, as doentes com mamas completamente gordas (densidade a) constituíram 57,1% do grupo de imagens discordantes, o que é significativamente superior aos 10,7% do grupo concordante *(p = 0,0002).*

O índice de elasticidade não mostrou diferença entre os grupos concordante e discordante *(p = 0,28)* (tabela 73).

Tabela 73. Correlações entre a densidade mamária mamográfica e os resultados da elastografia.

Pesos	**Benigno n = 204**			**Maligno η =77**		
Pontuação de elasticidade	**Imagens correspondentes (1,2,3)**	**Imagens discordantes (4, 5)**	*p*	**Imagens concordantes (4, 5)**	**Imagens discordantes (1,2,3)**	*p*
Densidade da mama	**η (%)**	**η (%)**	**0,001**	**η (%)**	**η (%)**	**0,02**
a	21 (10,7 %)	4(57,1 %)		25 (36,2 %)	2 (25,0 %)	
b	94 (47,7 %)	2 (28,6 %)		29 (42 %)	1 (12,5 %)	
c	71 (36,0 %)	0		13 (18,8 %)	3 (37,5 %)	
d	11 (5,6%)	1 (14,3 %)		2 (2,9 %)	2 (25,0 %)	
Rácio de elasticidade	**Resultados concordantes <3,67**	**Resultados discordantes >3,67**	*P*	**Resultados concordantes >3,67**	**Resultados discordantes <3,67**	*P*
Densidade da mama	**η (%)**	**η (%)**	0,21	**η (%)**	**η (%)**	0,28
a	21 (11,2%)	4 (25,0 %)		25 (34,2 %)	2 (75,0 %)	
b	91 (48,7%)	5 (31,3 %)		30(41,1 %)	**0**	
c	66 (35,1 %)	5 (31,3 %)		14 (19,2 %)	1 (25,0 %)	
d	10 (5,3 %)	2 (12,5 %)		4 (5,5 %)	**0**	

5.4.2. Massas visíveis

Como mostra a tabela 74, as pontuações 4 e 5 foram mais frequentemente encontradas em lesões visíveis na mamografia do que em lesões não visíveis (42,1% vs 6%, *p < 0,0001*). Por outro lado, as massas não visíveis na mamografia foram frequentemente pontuadas com 1, 2 e 3 (94,0% vs 57,9%,j9 < *0,0001).*

A dureza média das lesões foi maior para as lesões visíveis na mamografia do que para as ocultas pela mamografia (15,88 + 31,24 vs 2,98 + 5,10,_p < *0,0001*) (fig. 41).

88,9% das lesões ocultas na mamografia tinham um rácio de elasticidade inferior ao limiar definido de 3,67.

Tabela 74. Correlações entre massas visíveis na mamografia e parâmetros elastográficos.

Massa	**Visível η = 164**	**Não visível η = 120**	*P*
Parâmetros de elastografia			
Pontuação colorimétrica			**< 0,0001**
1	1 (0,6 %)	6(5,1 %)	
2	58 (35,4 %)	78 (66,7 %)	
3	36 (22,0 %)	26 (22,2 %)	
4	7 (4,3 %)	2(1,7%)	
5	62 (37,8 %)	5 (4,3 %)	
Rácio de elasticidade (média + desvio padrão)	15,90 ±31,24	2,98 ±5,10	**< 0,0001**
Rácio de dimensão (média + desvio padrão)	1,10 ±0,20	1 ± 0,069	**< 0,0001**

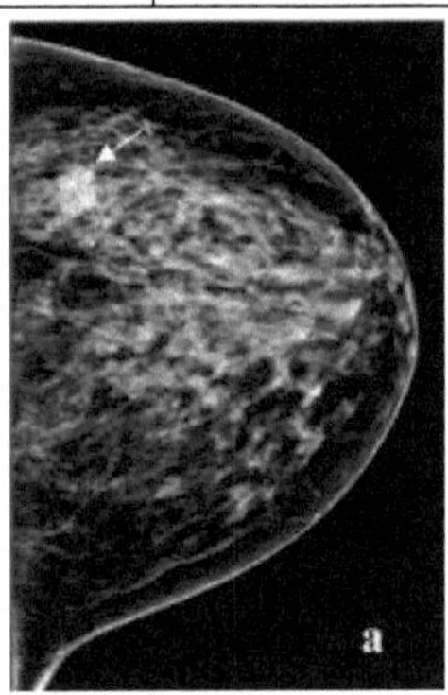

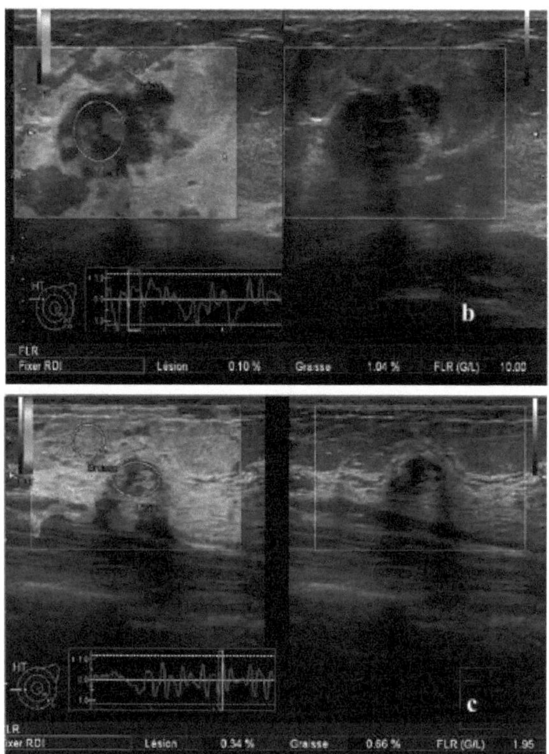

Fig. 41: Visibilidade dos nódulos na mamografia. Uma mulher de 43 anos com dois nódulos mamários. (a) Mamografia. Massa visível, de forma oval, com contornos irregulares, hiperdensa (seta). (b) Elastografia. A massa visível na mamografia, com um índice de elasticidade de 5 e um rácio de elasticidade calculado em 10. Carcinoma invasivo NST. (c) A massa não visível na mamografia, com um índice de elasticidade de 2 e um rácio de elasticidade calculado de 1,95. Fibroadenoma.

5.5. Correlação dos parâmetros de ultrassom e elastográficos

5.5.1. Tamanho da massa

O eixo maior médio das lesões com um score de elasticidade acima do limiar determinado (score 4 e 5) foi significativamente maior do que o das lesões com um score de elasticidade abaixo do limiar (score 1, 2 e 3) (22,45 + 11,13 vs 18,28 + 11,01,p = 0,003) (tabela 75).

O eixo maior médio das massas aumentou com o aumento do escore de elasticidade. O coeficiente de correlação de Spearman entre o escore de elasticidade e o eixo maior médio das lesões foi significativo, com um valor de 0,23 ($p < 0,0001$) (tabela 76) (fig. 42).

Da mesma forma, as lesões com rácios de elasticidade e tamanho acima do limiar eram maiores do que aquelas com rácios abaixo do limiar (tabela 75).

Tabela 75. Correlações entre o tamanho médio da massa e os parâmetros de elastografia.			
Tamanho médio da massa (mm)	**Valor superior ao limiar (média + desvio-padrão)**	**Valor inferior ao limiar (média + desvio-padrão)**	*P*
Parâmetros de elastografia			
Pontuação de elasticidade	22,45 ± 11,13	18,28 ± 11,01	**0,003**
Rácio de elasticidade	22,51 ±11,27	17,99 ± 10,89	**0,001**
Rácio de dimensão	23,38 ± 12,04	18,09 ± 10,69	< **0,0001**

Tabela 76. Correlações entre o tamanho médio da massa e o escore colorimétrico.				
Massa	**n = 375**	**Tamanho em mm (média + desvio padrão)**	*rho*	*P*
Parâmetros de elastografia				
Pontuação de elasticidade			**0,23**	**0,003**
1	10	11,89 ±4,41		
2	213	17,73 ±9,81		
3	76	20,63 ± 13,98		
4	**9**	19,92 ±8,53		
5	**67**	22,79 ± 11,45		

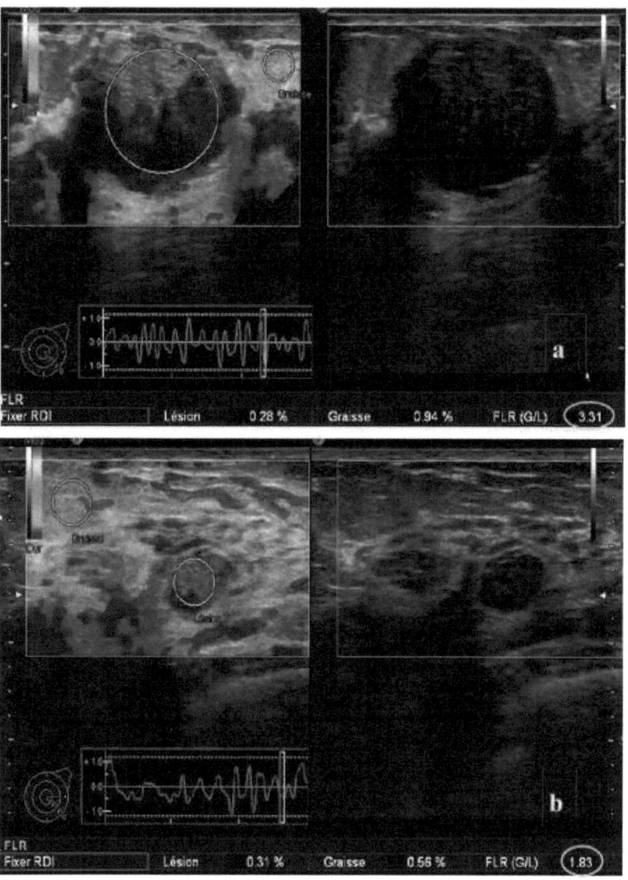

Fig. 42: Duas lesões de fibroadenoma juvenil numa doente de 22 anos. Imagem elastográfica: (a) Grande massa com 27,7 mm de comprimento, pontuação 3 na elastografia, rácio de elasticidade calculado 3,31. (b) Massa com eixo de 10,6 mm de comprimento, pontuação 2 na elastografia, rácio de elasticidade calculado de 1,83.

= As imagens elastográficas malignas discordantes a cores eram, em média, maiores do que as imagens elastográficas concordantes (32,80 + 12,78 versus 23,49 + 11,08,^ *0,04*). No entanto, as imagens elastográficas discordantes benignas eram relativamente mais pequenas em tamanho do que as imagens elastográficas concordantes (12,10 + 4,54 versus 17,87 + 10,71, *p = 0,002*) (figs. 43 e 44).

Os rácios de elasticidade e de tamanho não apresentaram diferenças entre os grupos concordante e discordante (p > 0,05) (tabela 77).

Tabela 77. Correlações entre os resultados da elastografia e o tamanho da massa.

Pesos	**Benigno n = 298**			**Maligno n =77**		
Tamanho (mm)	**Resultados**	**Resultados**	*P*	**Resultados**	**Resultados**	*P*

(média + desvio padrão)	consistentes	discordantes		consistentes	discordantes	
Parâmetros de elastografia						
Índice de elasticidade	17,87 + 10,71	12,10 + 4,54	**0,002**	23,49+ 11,08	32,80+ 12,78	**0,04**
Rácio de elasticidade	17,86+10,86	16,12 + 6,80	0,29	24,24+ 11,65	29,93 + 7,34	0,2
Rácio de dimensão	17,74+10,34	22,15 ±21,91	0,62	23,49 ± 11,03	30,96+ 13,28	**0,09**

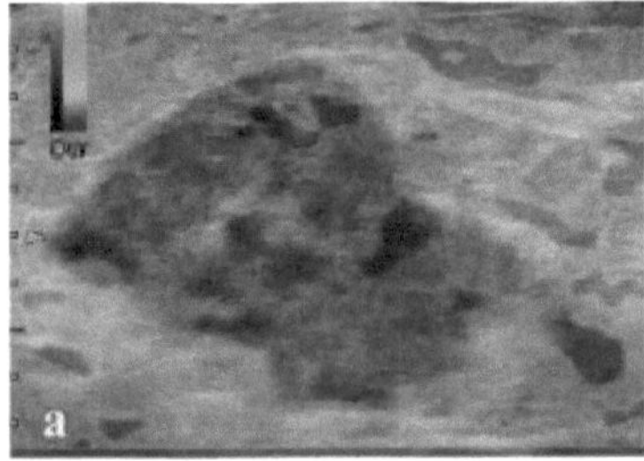

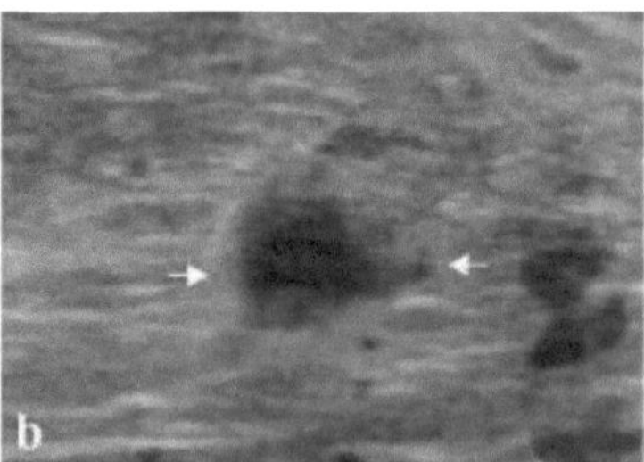

Fig. 43: Lesões de carcinoma infiltrante do NST. Imagem elastográfica: (a) massa grande com 26 mm de comprimento, pontuação 2; (b) massa com 6,2 mm de comprimento, pontuação 5 (setas).

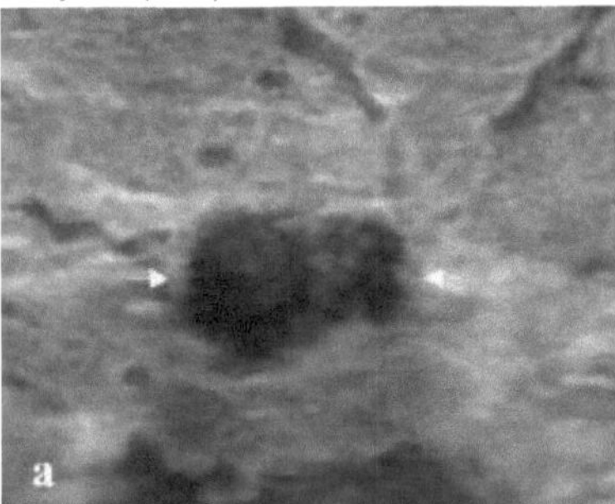

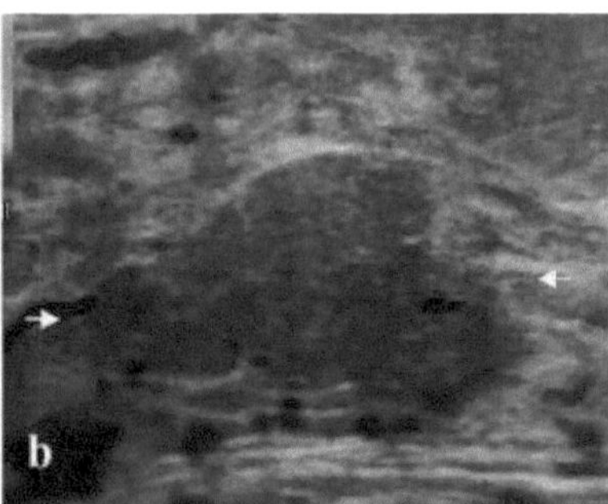

Fig. 44: Lesões de fibroadenoma. Imagem elastográfica: (a) Massa de 10,5 mm no eixo longo, pontuação 4 (setas). (b) Massa grande com 31,4 mm de comprimento, pontuação 1 (setas).

5.5.2. Distância até ao mamilo

Como mostra a Tabela 78, não houve diferença significativa entre a distância média das massas em relação ao mamilo e os resultados elastográficos nos grupos concordante e discordante ($p > 0,05$).

Tabela 78. Correlações entre a distância do mamilo e os resultados elastográficos.						
Pesos	**Benigno η = 298**			**Maligno η =77**		
Distância do bocal (mm) + (desvio-padrão médio)	**Resultados concordantes**	**Resultados discordantes**	*P*	**Resultados concordantes**	**Resultados discordantes**	*P*
Parâmetros de elastografia						
Pontuação de elasticidade	41,52 + 21,83	40,64 + 25,79	0,92	44,66 + 27,48	49,86 + 29,36	0,63
Rácio de elasticidade	41,81+21,51	37,13 +26,77	0,44	44,27 + 27,02	68,13 + 31,04	0,19

5.5.3. Distância até ao pico

A análise da Tabela 79 não revelou diferença significativa entre a distância média das lesões em relação à pele e os resultados elastográficos dos grupos concordante e discordante (p > 0,05).

Tabela 79. Correlações entre a distância ao peão e os resultados elastográficos.						
Pesos	**Benigno n = 298**			**Maligno n =77**		
Distância da pele (mm) (média + desvio padrão)	**Resultados concordantes**	**Resultados discordantes**	*P*	**Resultados concordantes**	**Resultados discordantes**	*P*
Parâmetros de elastografia						
Pontuação de elasticidade	8,36 ±5,36	7,18 ± 8,18	0,07	7,46 ± 4,73	5,69 ±3,57	0,2
Rácio de elasticidade	8,54 ±5,46	6,36 ±4,13	0,06	7,32 ±4,70	6,13 ±2,80	0,5

5.5.4. Espessura do peito

Como mostra a Tabela 80, não houve diferença significativa entre a espessura média da mama e os resultados elastográficos nos grupos concordante e discordante (p > 0,05).

Tabela 80. Correlações entre a espessura da mama e os resultados da elastografia.						
Pesos	**Benigno n = 298**		*P*	**Maligno η =77**		*P*
Espessura da mama (mm) (média + desvio padrão)	**Resultados concordantes**	**Resultados discordantes**		**Resultados concordantes**	**Resultados discordantes**	
Parâmetros de elastografia						
Índice de elasticidade	35,07± 14,67	56,57 + 34,16	0,1	38,84+ 13,58	30,97 + 7,42	0,1
Rácio de elasticidade	34,82+ 14,52	45,98 + 25,04	0,06	38,26+ 13,47	35,00 + 3,40	0,19

5.5.5. Calcificações

Na Tabela 81, não observamos diferença significativa entre os resultados elastográficos concordantes e discordantes em relação à presença ou ausência de calcificações na massa *(p>0,05)* (figs. 45 e 46).

Tabela 81. Correlações entre os resultados elastográficos e a presença de calcificações.						
Pesos	**Benigno η = 298**		*P*	**Maligno η = 77**		*P*
Índice de elasticidade	**Imagens correspondentes (1, 2, 3)**	**Imagens discordantes (4, 5)**		**Imagens concordantes (4, 5)**	**Imagens discordantes (1, 2, 3)**	
Calcificações			0,35			0,22
Presente	39(13,4%)	2 (28,6 %)		38 (55,1 %)	2 (25,0 %)	
Ausente	252 (86,6 %)	5(71,4%)		31 (44,9 %)	6 (75,0 %)	
Rácio de elasticidade	**Resultados concordantes <3,67**	**Resultados discordantes >3,67**		**Resultados concordantes >3,67**	**Resultados discordantes <3,67**	
Calcificações			0,61			0,94
Presente	37 (13,3 %)	4 (20,0 %)		39 (52,7 %)	1 (33,3 %)	
Ausente	241 (86,7 %)	16(80,0%)		35 (47,3 %)	2 (66,7 %)	

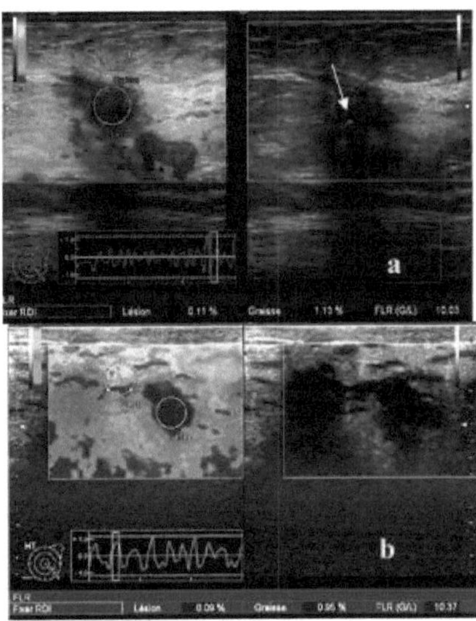

Fig. 45: Calcificações intra-lesionais e elastografia. (a) Massa maligna, mostrando calcificações no modo de ultrassom B (seta), com uma relação de elasticidade de 10,03 na elastografia. Carcinoma inflltrante do tipo NST. (b) Massa maligna, sem calcificações no seu interior, com razão de elasticidade de 10,37 na elastografia. Carcinoma inflitrante do tipo NST.

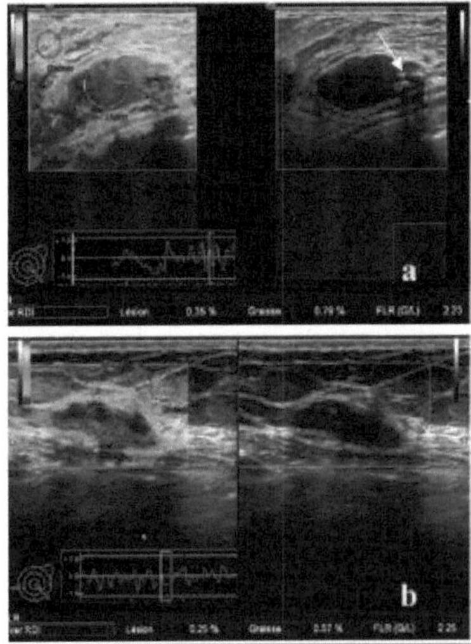

Fig. 46: Calcificações intra-lesionais e elastografia.
(a) Massa benigna, mostrando calcificações no modo de ultrassom B (seta), com pontuação 2 e com uma relação de elasticidade de 2,23 na elastografia. Fibroadenoma. (b) Massa benigna, sem calcificações no seu interior, com pontuação 2 e com um rácio de elasticidade de 2,25 na elastografia. Fibroadenoma.

5.5.6. Vascularização

A análise da tabela 82 não mostra diferença significativa entre os resultados elastográficos concordantes e discordantes em relação à presença ou ausência de vascularização nas lesões *(p>0,05)* (figs. 47 e 48).

Tabela 82. Correlações entre os resultados elastográficos e a vascularização com Doppler a cores.

Pesos	Benigno n = 298		*P*	Maligno n = 77		*P*
Pontuação de elasticidade	Imagens correspondentes (1, 2, 3)	Imagens discordantes (4, 5)		Imagens concordantes (4, 5)	Imagens discordantes (1, 2, 3)	
Vascularização			0,36			0,56
Presente	228 (78,4 %)	7(100%)		66 (95,7 %)	8(100%)	
Ausente	63 (21,6 %)	0		3 (4,3 %)	0	
Rácio de elasticidade	Resultados concordantes < 3,67	Resultados discordantes >3,67		Resultados concordantes >3,67	Resultados discordantes <3,67	
Vascularização			0,35			0,72
Presente	217 (78,1%)	18(90,0%)		71 (95,9 %)	3 (100%)	
Ausente	61(21,9 %)	2(10,0%)		3 (4,1 %)	0	

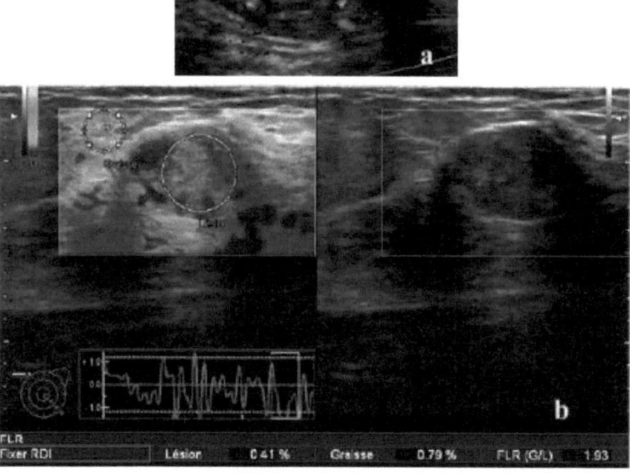

Fig. 47: Vascularização intra-lesional e elastografia. (a) Massa com vascularização central e periférica ao Doppler a cores. (b) Na elastografia, a massa tem um valor de 2 e um rácio de elasticidade de 1,93. Fibroadenoma.

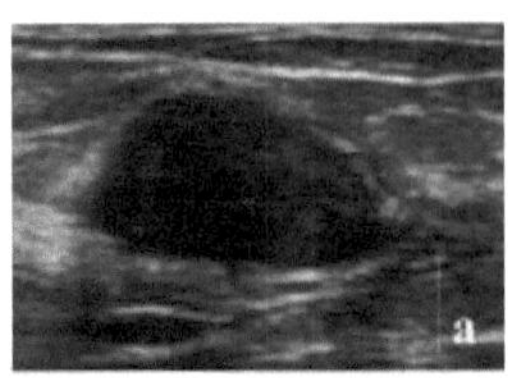

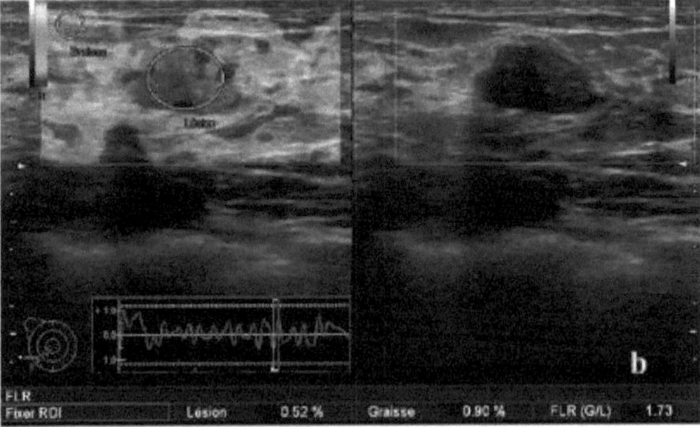

Fig. 48: Vascularização intra-lesional e elastografia. (a) Massa vascular em forma de caneta ao Doppler a cores. (b) Na elastografia, a massa obteve 2 pontos e um rácio de elasticidade de 1,73. Fibroadenoma.

5.5.7. Categoria BI-RADS

A distribuição dos parâmetros de elasticidade e a classificação BI-RADS são apresentadas na tabela 83.

76 massas classificadas como BI-RADS 3 foram classificadas como 1, 2 e 3 (fig.49).

Das lesões classificadas como BI-RADS 5, 54 lesões (98,2%) foram classificadas como 4 ou 5 (fig. 50). Uma lesão BI-RADS 5 (1,8%) foi classificada como 3, tendo o resultado histológico revelado uma lesão de citoesteatonecrose.

Para as lesões classificadas como BI-RADS 4, os valores de elasticidade variaram de 1 a 5 (figs. 51 e 52).

Um total de 222 massas (90,98%) foram classificadas como 1, 2 ou 3 e 22 lesões foram classificadas como 4 ou 5.

As correlações entre os parâmetros de elastografia (elasticidade e razão de tamanho) e as categorias BI-RADS são relatadas na Tabela 84, que mostra que os valores de elasticidade e razão de tamanho aumentaram significativamente com as categorias BI-RADS *($p < 0,0001$).*

Tabela 83. Distribuição da pontuação de elasticidade e categorias BI-RADS.

Categoria BI-RADS	Histologia (n = 375)	Índice de elasticidade					*P*
		1	2	3	4	5	< 0,0001
3	Benim (76)	4 (5,2 %)	54 (71,1%)	18(23,7%)	0	0	
	Malin (0)	0	0	0	0	0	
4 a	Benim (190)	5 (2,6 %)	139 (73,2 %)	42 (22,1 %)	3 (1,6%)	1 (0,5 %)	
	Malin (2)	0	1 (50,0 %)	1 (50,0 %)	0	0	
4b	Benim (7)	0	6 (85,7 %)	1 (14,3 %)	0	0	

	Malin (4)	0	0	2 (50,0 %)	2 (50,0 %)	0	
4c	Benim (23)	1 (4,3 %)	13(56,5%)	7 (30,4 %)	0	2 (8,7 %)	
	Malin (18)	0	0	4 (22,2 %)	2(11,1 %)	12(66,7%)	
5	Benim (2)	0	0	1 (50,0%)	0	1 (50,0%)	
	Malin (53)	0	0	0	2 (3,8 %)	51 (96,2%)	

Tabela 84. Correlações entre as categorias BI-RADS e os parâmetros elastográficos.

Parâmetros de elastografia	Rácio de elasticidade (média + desvio padrão)	Rácio de dimensão (média + desvio padrão)
Categorias BI-RADS		
3	1,99 ± 0,93	0,98 ± 0,022
4a	2,12 + 1,31	0,99 ± 0,04
4b	2,68 ± 1,25	1,02 + 0,54
4c	7,55 ± 11,68	1,10 ± 0,20
5	40,77 ± 43,91	1,26 ± 0,22
P	< 0,0001	< 0,0001

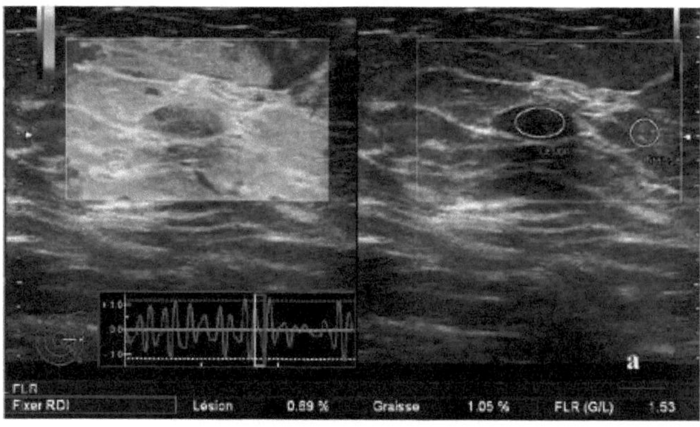

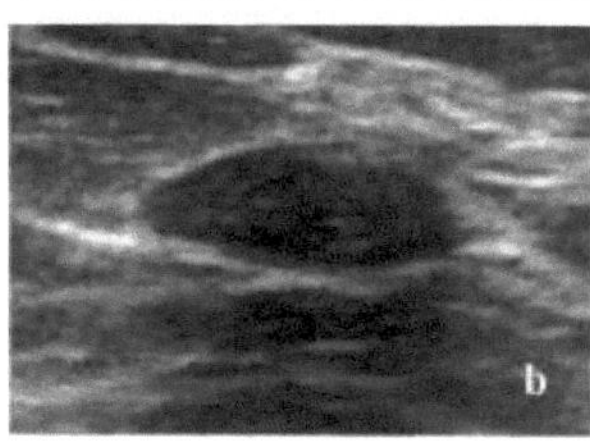

Fig. 49: Fibroadenoma numa mulher de 35 anos (a) Imagem elastográfica. Massa com um índice de elasticidade de 2 e um rácio de elasticidade de 1,53. (b) Imagem de ultrassom. Massa classificada como BI-RADS 3.

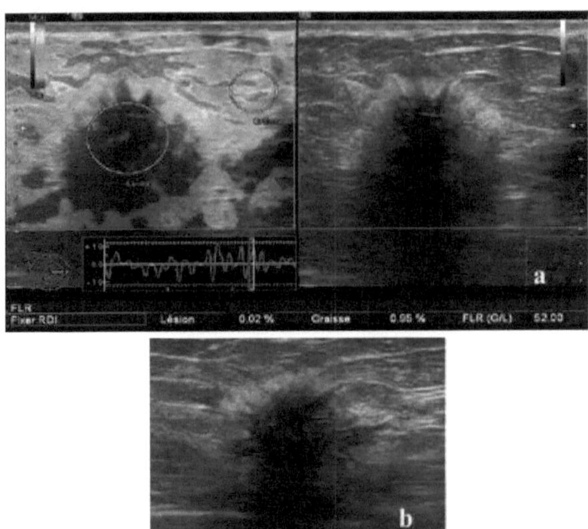

Fig. 50: Carcinoma NST invasivo numa mulher de 45 anos (a) Imagem elastográfica. Massa com índice de elasticidade 5 e rácio de elasticidade 52. (b) Imagem

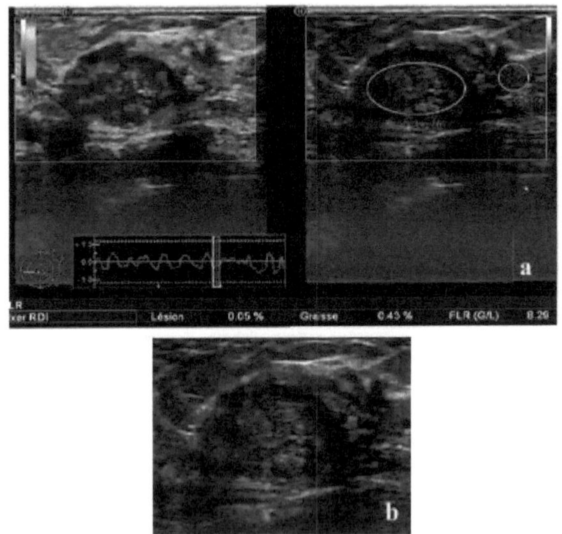

Fig. 51: Carcinoma coloide invasivo numa mulher de 45 anos (a) Imagem elastográfica. Massa com uma pontuação de elasticidade de 4 e um rácio de elasticidade de 8,29. (b) Imagem de ultrassom. Massa classificada como BIRADS 4a.

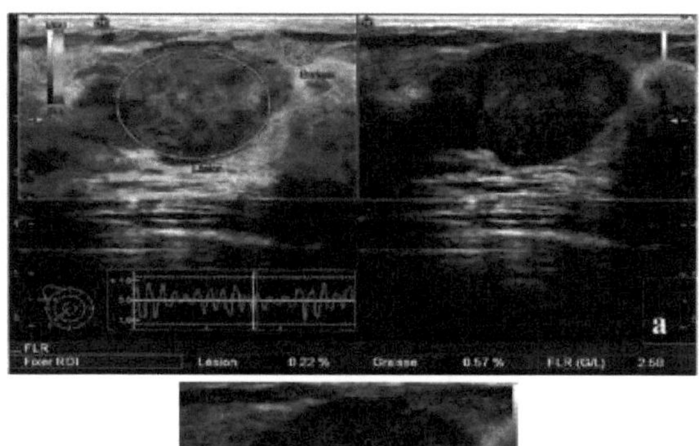

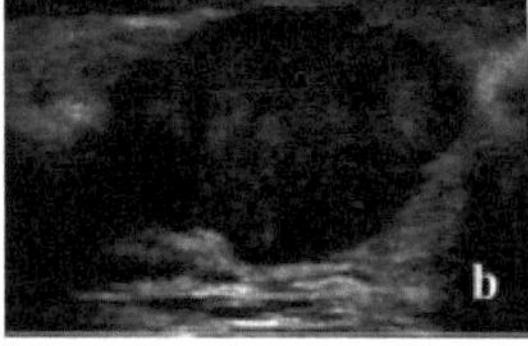

Fig. 52: Fibroadenoma numa mulher de 42 anos (a) Imagem elastográfica. Massa com um índice de elasticidade de 3 e um rácio de elasticidade de 2,58. (b) Imagem de ultrassom. Massa classificada BI-RADS 4a.

5.6. Correlações entre os resultados histológicos e elastográficos

5.6.1. Tipo histológico

5.6.1.1. Lesões benignas

Das 298 massas benignas, 219 tumores eram fibro-epiteliais, representando 73,49% dos tumores benignos, dos quais 189 (86,30%) eram fibroadenomas e 30 (13,70%) eram filódios. Os restantes tumores benignos (79 lesões ou 26,51%) incluíam mastopatias fibrocísticas, adenomioepiteliomas, papilomas e lesões diversas (figs. 53 e 54).

As lesões benignas foram mais frequentemente pontuadas com 1, 2 e 3 em 291 casos, ou seja, 97,65%, sete casos (2,35%) foram pontuados com 4 e 5, uma lesão de fibroadenoma, duas lesões de adenomióbio-epitelioma, duas lesões de mastite granulomatosa e duas lesões de citoesteatonecrose (Tabela 85).

O valor médio da razão de tamanho para adenomioepiteliomas, mastite granulomatosa e lesões de citoesteatonecrose foi maior do que para os outros tipos histológicos (tabela 85).

Os rácios de elasticidade para os diferentes tipos histológicos estão resumidos na tabela 85.

Tableau 85. Corrélation entre les types histologiques des masses bénignes et les paramètres élastographiques.

Type histologique	n =298	Paramètres d'élastographie						
		Score d'élasticité					Ratio d'élasticité (moyenne ± écart type)	Ratio de taille (moyenne ± écart type)
		1	2	3	4	5		
Fibroadénome	189 (63,4%)	4 (2,1%)	139 (73,5%)	45 (23,8%)	1 (0,5%)	0	1,97 ± 1,14	0,99 ± 0,03
Tumeur phyllode	30 (10,1%)	0	20 (66,7%)	10 (33,3%)	0	0	2,54 ± 0,83	0,99 ± 0,02
Mastopathie fibrokystique	55 (18,5%)	5 (9,1%)	42 (76,4%)	8 (14,5%)	0	0	1,86 ± 0,96	0,99 ± 0,018
Adénomyo-épithéliome	4 (1,3%)	0	2 (50,0%)	0	1 (25,0%)	1 (25,0%)	2,99 ± 2,95	1,09 ± 0,19
Papillome	3 (1%)	0	0	3 (100,0%)	0	0	2,70 ± 0,82	0,97 ± 0,05
Mastite granulomateuse	5 (1,7%)	0	2 (40,0%)	1 (20,0%)	0	2 (40,0%)	3,34 ± 2,50	1,17 ± 0,18
Cytostéatonécrose	3 (1%)	0	0	1 (33,3%)	1 (33,3%)	1 (33,3%)	3,38 ± 1,30	1,10 ± 0,17
Galactophorite	2 (0,7%)	0	2 (100,0%)	0	0	0	1,43 ± 0,60	1,00 ± 0,001
PASH	2 (0,7%)	0	2 (100,0%)	0	0	0	3,18 ± 0,59	0,99 ± 0,021
Kyste remanié	2 (0,7%)	1 (50%)	1 (50%)	0	0	0	1,87 ± 0,13	1,00 ± 0,001
Kyste épidermique	1 (0,3%)	0	0	1 (100,0%)	0	0	4,97	0,96
Abcès	1 (0,3%)	0	1 (100,0%)	0	0	0	1,26	1,15
Ganglion	1 (0,3%)	0	1 (100,0%)	0	0	0	1,23	1
p		< 0,0001					0,02	< 0,0001

Tabela 85. Correlação entre tipos histológicos de massas benignas e parâmetros elastográficos.

Tipo histológico	n =298	Parâmetros de elastografia						
		Índice de elasticidade					± Rácio de elasticidade ("desvio-padrão de onze")	± Rácio de dimensão (desvio-padrão de 11)
		1	2	3	4	5		
Fibroadenoma	189 (63,4%)	4 (2,1%)	139 (73,5%)	45 (23,8%)	1 (0,5%)	O	± 1.97 1.14	± 0.99 0.03
Tumor de Phyllodes	30 (10,1%)	O	20 (66,7%)	IO (33,3%)	O	o	± 2.54 0.83	± 0.99 0.02
Mastopatia fibrocística	55 (18,5%)	5 (9,1%)	42 (76,4%)	8 (14,5%)	O	o	± 1.86 0.96	± 0.99 0.018
Adenomioepitelioma	4 (1,3%)	O	2 (50,0%)	O	1 (25,0%)	1 (25,0%)	± 2.99 2.95	± 1.09 0.19
Papiloma	3 (1%)	O	O	3 (100,0%)	O	O	± 2.70 0.82	± 0.97 0.05
Mastite granolomatosa	5 (1,7%)	O	2 (40,0%)	1 (20,0%)	O	2 (40,0%)	± 3.34 2.50	1,17 ±0,18
Oytosteatonecrose	3 (1%)	O	O	1 (33,3%)	1 (33,3%)	1 (33,3%)	± 3.38 1.30	± 1.10 0.17
G>a lac top ho ri te	2 (0,7%)	0	2 (100,0%)	O	o	O	± 1.43 0.60	± 1.00 0.001
PASH	2 (0,7%)	o	2 (100,0%)	O	o	O	± 3.18 0.59	± 0.99 0.021
Cisto remanescente	2 (0,7%)	1 (50%)	1 (50%)	O	o	O	1,87 ±0,13	± 1.00 0.001
Cisto epidérmico	1 (0,3%)	O	O	1 (100,0%)	o	O	4,97	0,96
Abcesso	1 (0,3%)	O	1 (100,0%)	o	o	O	1,26	1,15
Oanglião	1 (0,3%)	o	1 (100,0%)	o	o	O	1,23	1

P			< 0,0001	0,02	< 0,0001

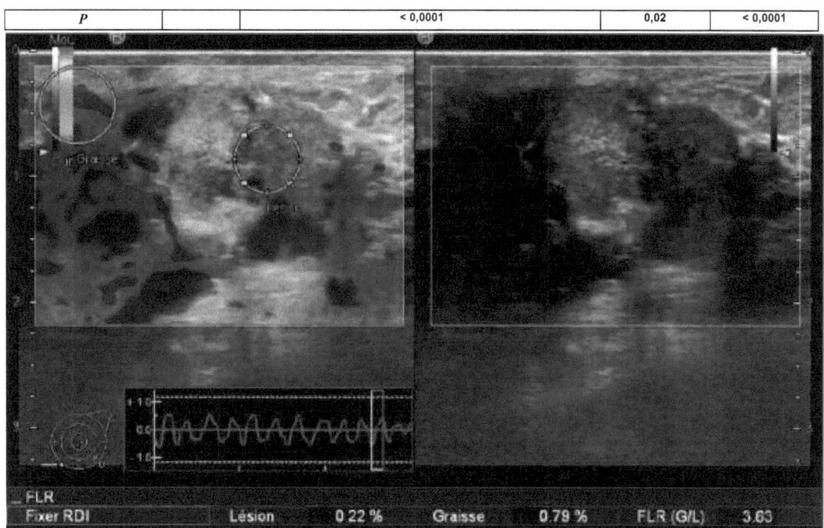

Fig. 53: Papiloma numa mulher de 45 anos (a) Imagem elastográfica. Massa com um índice de elasticidade de 3 e um rácio de elasticidade de 3,63. (b) Imagem de ultrassom. Massa classificada como BIRADS 4c.

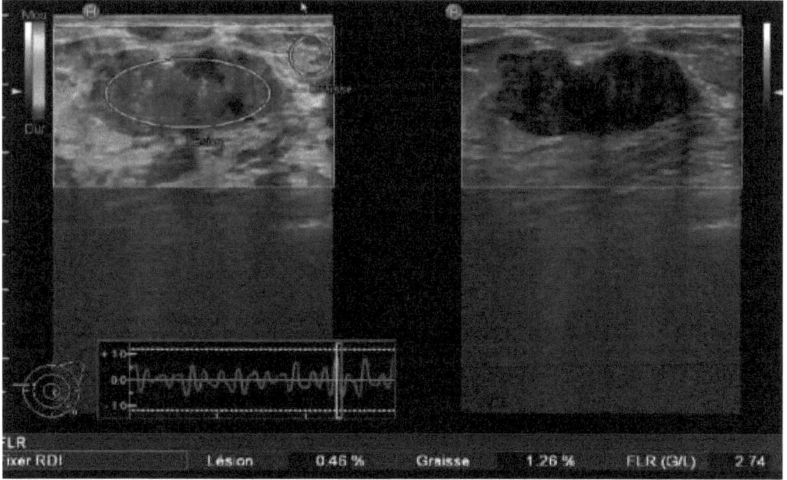

Fig. 54: Tumor PASH numa mulher de 21 anos. (a) Imagem elastográfica. Massa com uma pontuação de elasticidade de 2 e um rácio de elasticidade de 2,74. (b) Imagem de ultra-sons. Massa classificada BI-RADS 4a.

5.6.1.1.1. Tumores fibro-epiteliais

Os 30 tumores filóides estudados foram classificados no score colorimétrico 2 em 20 casos (66,7%) e no score 3 em 10 casos (33,3%).

Os 189 fibroadenomas estudados foram classificados com escore colorimétrico 1 em quatro casos (2,1%), 2 em 139 casos (73,5%), escore 3 em 45 casos (23,8%) e uma lesão com escore 4.

Em geral, as pontuações 2 e 3 foram as mais frequentes em ambos os tipos de tumores, sem diferença significativa $(p = 0{,}53)$.

A distribuição da pontuação de elasticidade e os diferentes grupos histológicos de acordo com a quantidade de celularidade estramal em tumores fibroepiteliais estão resumidos na tabela 86.

O rácio de elasticidade médio para os 30 filódios foi de 2,54 + 0,83 e de 1,97 + 1,14 para os fibroadenomas. O rácio de elasticidade médio dos filódios foi significativamente mais elevado do que o dos fibroadenomas $(p = 0{,}001)$ (figs. 55 e 56). Os rácios de elasticidade dos diferentes grupos histológicos de acordo com a quantidade de celularidade estramal estão resumidos na tabela 86.

O coeficiente de correlação de Spearmans entre o rácio de elasticidade e os três grupos histológicos de acordo com a quantidade de celularidade estremal nos tumores fibroepiteliais foi altamente significativo, com um valor de 0,55 $(p < 0{,}0001)$ (figs. 57, 58 e 59).

No que diz respeito ao rácio de tamanho, não houve diferença significativa entre os dois tipos histológicos $(p = 0{,}99)$.

Tabela 86. Elastografia dos diferentes grupos histológicos de acordo com a celularidade estremal dos tumores fibroepiteliais.

Lesões fibro-epiteliais	Pouco celular n = 147	Moderadamente celular n = 42	Muito celular n = 30	P
Parâmetros de elastografia				
Pontuação colorimétrica				0,051
1	3 (2,0 %)	1 (2,4 %)	0	
2	116(78,9%)	23 (54,8 %)	20 (66,7 %)	
3	27(18,4%)	18 (42,9,0 %)	10(33,3 %)	
4	1 (0,7 %)	0	0	
Rácio de elasticidade (média + desvio padrão)	1,88 ± 1,15	2,33 ±1,03	2,53 ±0,83	0,002
Rácio de dimensão (média + desvio padrão)	0,99 ±0,031	0,98 ± 0,029	0,97 ± 0,024	0,792

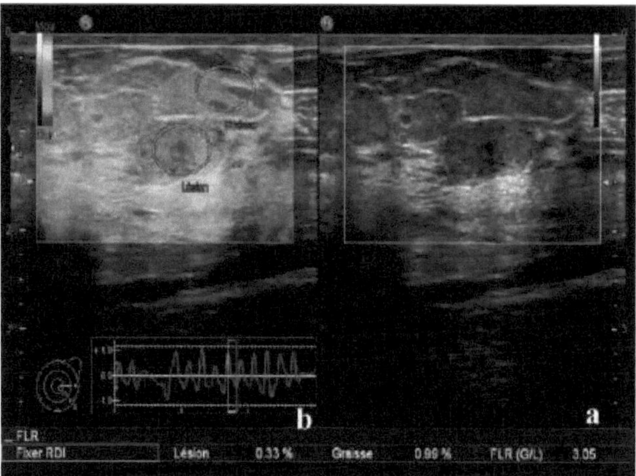

Fig. 55: Tumor Phyllodes numa mulher de 31 anos. (a) Imagem de ultrassom. Massa de forma oval com contornos circunscritos e uma interface fina, classificada como BI-RADS 3. (b) Imagem elastográfica. Massa com uma pontuação de elasticidade de 2 e um rácio de elasticidade de 3,05.

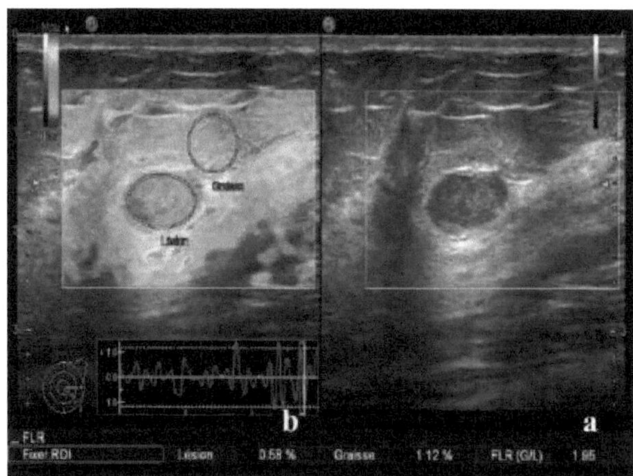

Fig. 56: Fibroadenoma numa mulher de 41 anos. (a) Imagem de ultrassom. Massa de forma oval com contornos circunscritos e interface fina, classificada como BI-RADS 3. (b) Imagem elastográfica. Massa com uma pontuação de elasticidade de 2 e um rácio de elasticidade de 1,95.

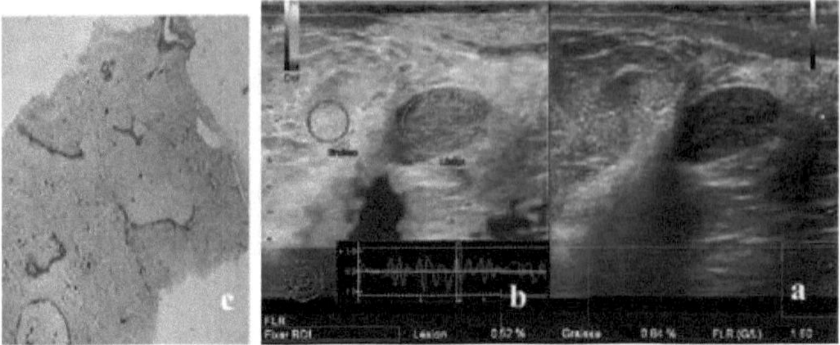

Fig. 57: Fibroadenoma numa mulher de 41 anos. (a) Imagem de ultrassom. Massa de forma oval com contornos circunscritos e uma interface fina, classificada como BI-RADS 3. (b) Imagem elastográfica. Massa com uma pontuação de elasticidade de 2 e um rácio de elasticidade de 1,60. (c) Histologia. Fibroadenoma com estroma mixoide, pouco celular.

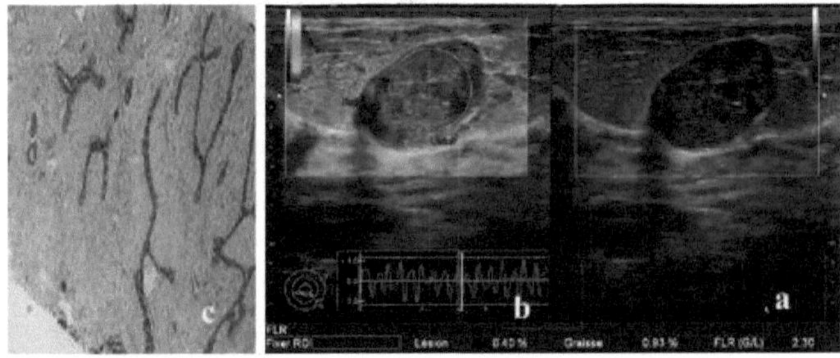

Fig. 58: Fibroadenoma numa mulher de 26 anos. (a) Imagem de ultrassom. Massa de forma oval com contornos circunscritos e interface fínea, classificada como BI-RADS 3. (b) Imagem elastográfica. Massa com uma pontuação de elasticidade de 2 e um rácio de elasticidade de 2,30. (c) Histologia. Fibroadenoma com estroma moderadamente celular.

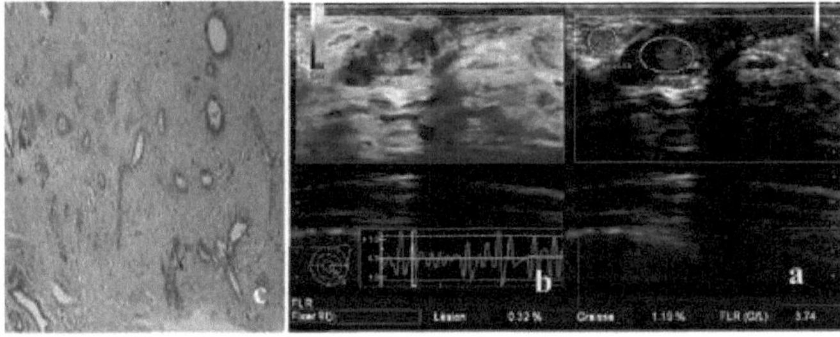

Fig. 59: Tumor Phyllodes numa mulher de 46 anos. (a) Imagem de ultrassom. Massa de forma oval com contornos circunscritos e interface fina, classificada como BI-RADS 3. (b) Imagem elastográfica. Massa com um score de elasticidade de 3 e um rácio de elasticidade de 3,74. (c) Histologia. Tumor Phyllodes com estroma altamente celular.

5.6.1.2. Lesões malignas

Das 77 lesões malignas, 75 (97,40%) eram carcinomas invasivos e dois eram carcinomas in situ (2,60%).

As lesões malignas foram mais frequentemente pontuadas com 4 e 5, em 69 casos (89,61%), e oito lesões (2,35%) foram pontuadas com 2 e 3. Estas incluíam uma lesão de carcinoma in situ, duas lesões de carcinoma NST infiltrante, um carcinoma lobular infiltrante e quatro lesões diversas (carcinoma papilar intracístico, carcinoma coloide, carcinoma cribriforme e carcinoma micropapilar) (tabelas 87).

O rácio de elasticidade médio dos carcinomas infiltrantes foi superior ao dos carcinomas in situ, respetivamente 33,30 + 40,24 vs 12,02 + 4,58 *(p < 0,0001)* (figs. 60 e 61).

O rácio de elasticidade médio para os carcinomas lobulares infiltrantes foi mais elevado do que para os outros tipos histológicos, mas sem diferença significativa *(p = 0,16)* (Tabelas 87) (figs. 62, 63 e 64).

O rácio de tamanho médio para carcinomas lobulares invasivos foi significativamente mais elevado do que para outros tipos histológicos *(p<0,0001)*.

Tabela 87. Correlações entre tipos histológicos de massas malignas e parâmetros elastográficos.

Tipos histológicos	Carcinoma in situ n = 2	Carcinoma invasivo NST n = 55	Carcinoma lobular invasivo n = 9	Carcinoma infiltrante misto n = 4	Outros n = 7	P
Parâmetros de elastografia						
Pontuação colorimétrica						< 0,0001
1	0	0	0	0	0	
2	0	1 (1,8%)	0	0	0	
3	1 (50,0 %)	1 (1,8%)	1 (11,1 %)	0	4 (57,1 %)	
4	1 (50,0 %)	4 (7,3 %)	0	1 (25,0 %)	0	
5	0	49 (98,1 %)	8 (88,9 %)	3 (75,0 %)	3 (42,9 %)	
Rácio de elasticidade (média + desvio padrão)	12,02 + 4,5	34,55 + 40,43	53,40 + 51,81	8,68 + 1,72	11,13 + 10,66	0,16
Rácio de dimensão (média + desvio padrão)	1,00 + 0,0	1,21+0,146	1,52 + 0,43	1,22 + 0,11	1,06 + 0,75	**< 0,0001**

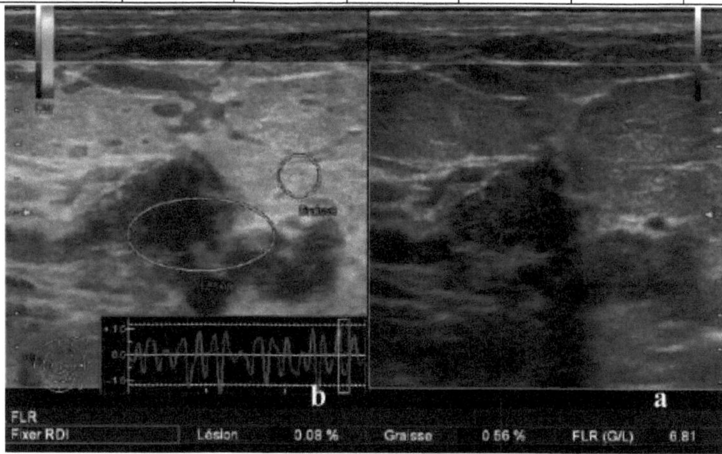

Fig. 60: Carcinoma in situ numa mulher de 69 anos (a) Imagem de ultrassom. Massa de forma e contornos irregulares, com uma interface fina, classificada como BI-RADS 4c. (b) Imagem elastográfica. Massa com um score de elasticidade de 5 e um rácio de elasticidade de 6,81.

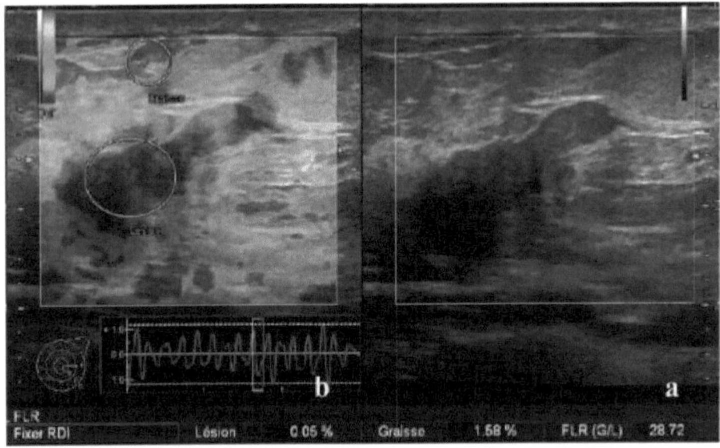

Fig. 61: Carcinoma infiltrante numa mulher de 47 anos. Imagem de ultrassom. Massa de forma e contornos irregulares, com uma interface abrupta, classificada como BI-RADS 4c. (b) Imagem elastográfica. Massa com um score de elasticidade de 5 e um rácio de elasticidade de 28,72.

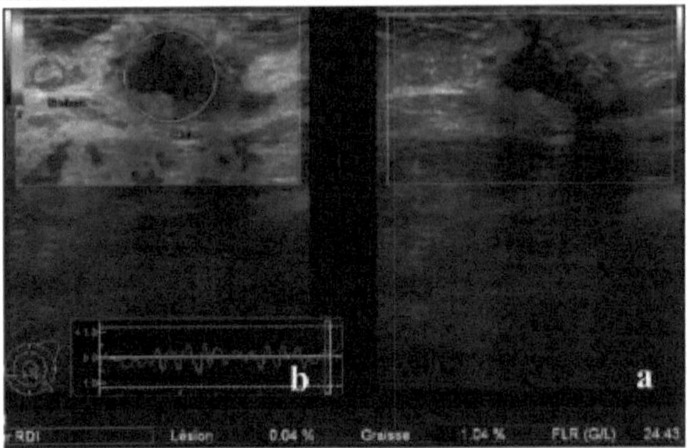

Fig. 62: Carcinoma inflante NST numa mulher de 52 anos. Imagem de ultrassom. Massa de forma irregular com contornos espiculados rodeada por um halo ecogénico periférico, classificada como BI-RADS 5. (b) Imagem elastográfica. Massa com uma pontuação de elasticidade de 5, um rácio de elasticidade de 24,43 e um rácio de tamanho calculado de 1,5.

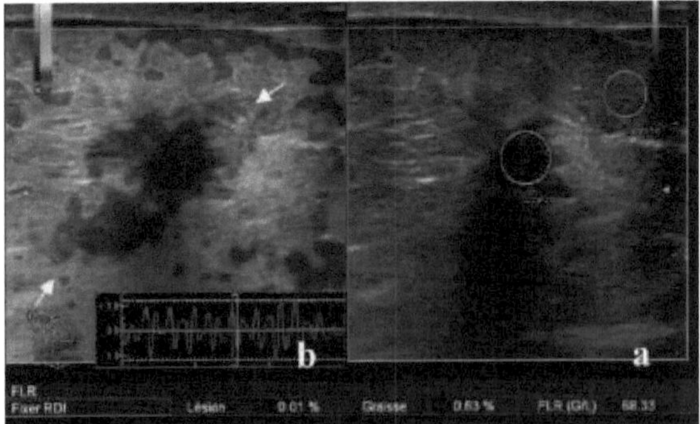

Fig. 63 : Carcinoma lobular numa mulher de 48 anos. Imagem de ultrassom. Massa de forma irregular com contornos espiculados e uma interface fina, classificada como BI-RADS 5. (b) Imagem elastográfica.

Massa com um score de elasticidade de 5, um rácio de elasticidade de 68,33 e um rácio de tamanho calculado de 2,27 (setas).

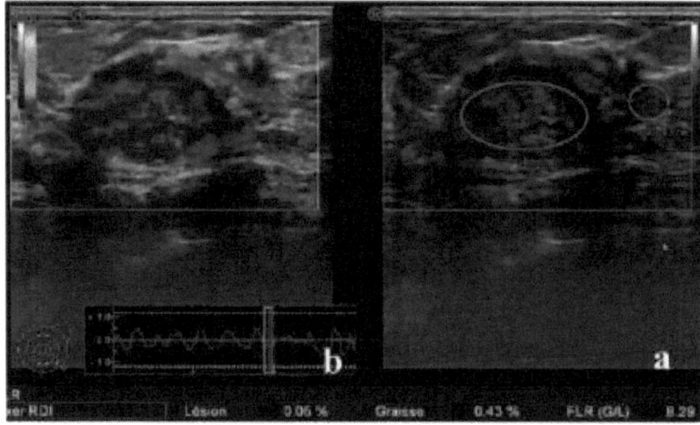

Fig. 64 : Carcinoma de influxo coloidal numa mulher de 45 anos. Imagem de ultrassom. Massa de forma oval com contornos microlobulados e interface fina, classificada BI-RADS 4a. (b) Imagem elastográfica. Massa com uma pontuação de elasticidade de 4, um rácio de elasticidade de 8,29 e um rácio de tamanho calculado de 1.

5.6.2. Grau histopronóstico

A pontuação 5 foi encontrada com mais frequência nos diferentes graus de SBR, sem diferença significativa *(p = 0,6)*.

Os tumores de grau III foram significativamente associados valores mais elevados do rácio de elasticidade *(p = 0,017)*. A diferença no rácio de elasticidade foi maior entre os graus I e II do que entre os graus II e III (tabela 88) (figs. 65, 66 e 67).

Não houve diferença significativa no rácio de tamanho entre os diferentes graus histológicos *(p = 0,31)*.

Tabela 88. Correlações entre o grau histológico e os parâmetros elastográficos.

Grau histopronóstico	**Grau I n** = 7	**Grau II n = 57**	**Grau III n = ll**	*P*
Parâmetros de elastografia				
Pontuação colorimétrica				0,26
1	0	0	0	
2	0	0	1 (9,1 %)	
3	1 (14,3 %)	4 (7,0 %)	1 (9,1 %)	
4	1 (14,3%)	4 (7,0 %)	0	
5	5 (71,4%)	49 (86,0 %)	9(81,8 %)	
+ Rácio de elasticidade (média e desvio-padrão)	10,12 ±5,44	33,10 ±36,55	55,03 ±62,18	**0,017**
+ Rácio de dimensão (média e desvio-padrão)	1,15 ± 0,12	1,26 ±0,24	1,17 ± 0,15	0,308

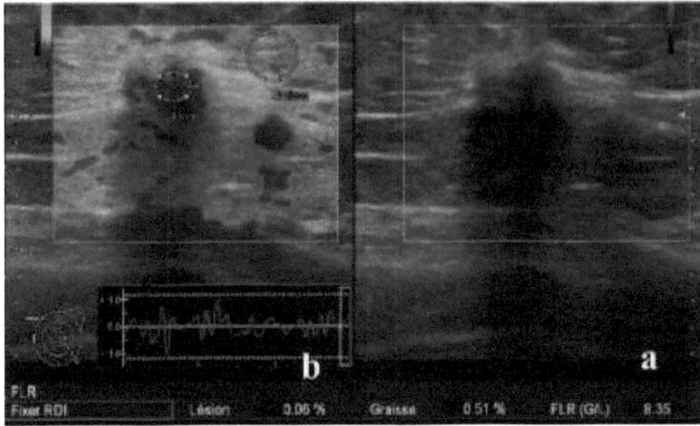

Fig. 65 : Carcinoma infllante NST de grau I numa mulher de 58 anos. Imagem de ultrassom. Massa de forma irregular com contornos espiculados, rodeada um halo ecogénico periférico, classificação BIRADS 5. (b) Imagem elastográfica. Massa com um índice de elasticidade de 5 e um rácio de elasticidade de 8,35.

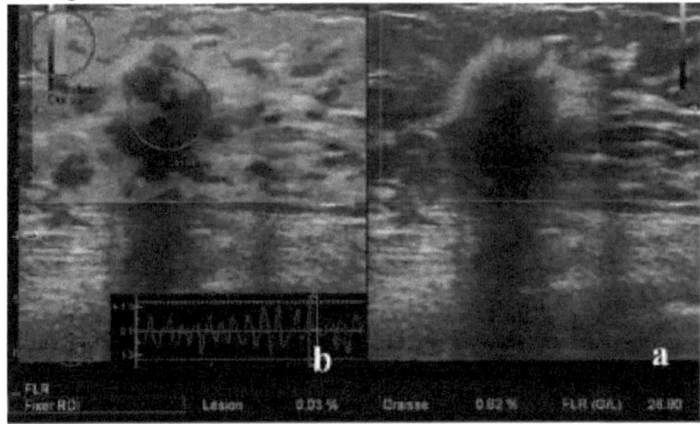

Fig. 66: Carcinoma infllante NST de grau II numa mulher de 45 anos. Imagem de ultrassom. Massa de forma irregular com contornos espiculados, rodeada por um halo ecogénico periférico, classificação BIRADS 5. (b) Imagem elastográfica. Massa com um índice de elasticidade de 5 e um rácio de elasticidade de 26,80.

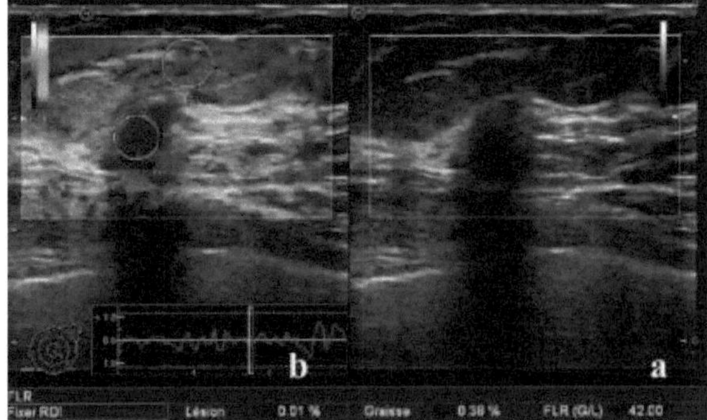

Fig. 67: Carcinoma infllante NST de grau III numa mulher de 56 anos. Imagem de ultrassom. Massa de forma irregular com contornos espiculados, rodeada por um halo ecogénico periférico, classificação BIRADS 5. (b) Imagem elastográfica. Massa com um índice de elasticidade de 5 e um rácio de elasticidade de 42.

5.6.3. Receptores hormonais

5.6.3.1. Receptores de restrogénio

O score 5 foi o mais frequente, independentemente da presença ou ausência de receptores de restrogénio, sem diferença significativa *(p = 0,71)*. No entanto, sete lesões com pontuação 2 e 3 foram encontradas no grupo com receptores positivos.

O rácio de elasticidade médio das lesões recetor-negativas foi superior ao das lesões recetor-positivas, respetivamente 68,78 + 65,06 vs. 27,15 + 31,23 *(p = 0,001)* (tabela 89) (figs. 68 e 69).

No entanto, não houve diferença significativa entre os dois grupos em termos de rácio de altura *(p = 0,911)*.

Tabela 89. Correlações entre a presença ou ausência de receptores restrogénicos e parâmetros elastográficos.

Massa	Recetor de estrogénio positivo n = 64	Recetor de estrogénio negativo n = ll	P
Parâmetros de elastografia			
Pontuação colorimétrica			0,71
1	0	0	
2	1 (1,6%)	0	
3	6 (9,4 %)	0	
4	4 (6,3 %)	1 (9,1 %)	
5	53 (82,8 %)	10 (90,9 %)	
Rácio de elasticidade (média + desvio padrão)	27,15 ±31,23	68,78 ±65,06	**0,001**
Rácio de dimensão (média + desvio padrão)	1,24 ±0,23	1,23 ±0,16	0,911

5.6.3.2. Receptores de progesterona

Na tabela 90, o score 5 foi o mais frequente, independentemente da presença ou ausência de receptores de progesterona, sem diferença significativa *(p = 0,55)*. No entanto, sete lesões com escores 2 e 3 foram encontradas no grupo recetor-positivo.

O rácio de elasticidade médio das lesões com receptores negativos foi superior ao das lesões com receptores positivos, 57,00 + 60,07 vs 26,81 + 30,64, respetivamente (p = *0,007*) (figs. 68 e 69).

Para o rácio de altura, não houve diferença significativa entre os dois grupos *(p = 0,52)*.

Tabela 90. Correlações entre a presença ou ausência de receptores de progesterona e parâmetros elastográficos.

Massa	Recetor de progesterona positivo n = 59	Receptores de progesterona negativos n = 16	P
Parâmetros de elastografia			
Pontuação colorimétrica			0,55

1	**0**	**0**	
2	1(1,7%)	**0**	
3	6 (10,2 %)	**0**	
4	4 (6,8 %)	1 (6,3 %)	
5	48 (81,4%)	15 (93,8 %)	
Rácio de elasticidade (média + desvio padrão)	26,81 ±30,64	57,00 ± 60,07	**0,007**
Rácio de dimensão (média + desvio padrão)	1,24 ±0,24	1,20 ±0,14	0,52

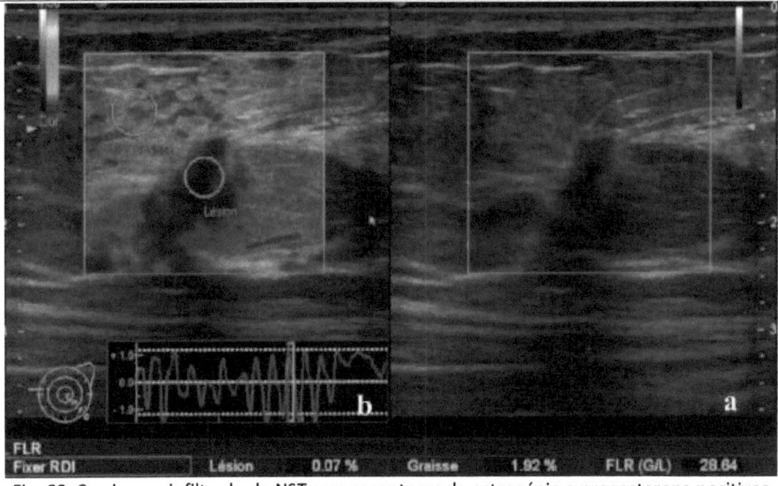

Fig. 68: Carcinoma infiltrado de NST com receptores de estrogénio e progesterona positivos numa mulher de 54 anos. Imagem de ultrassom. Massa de forma irregular com contornos espiculados, rodeada por um halo ecogénico periférico, classificada como BI-RADS 5. (b) Imagem elastográfica. Massa com uma pontuação de elasticidade de 5 e um rácio de elasticidade de 28,64.

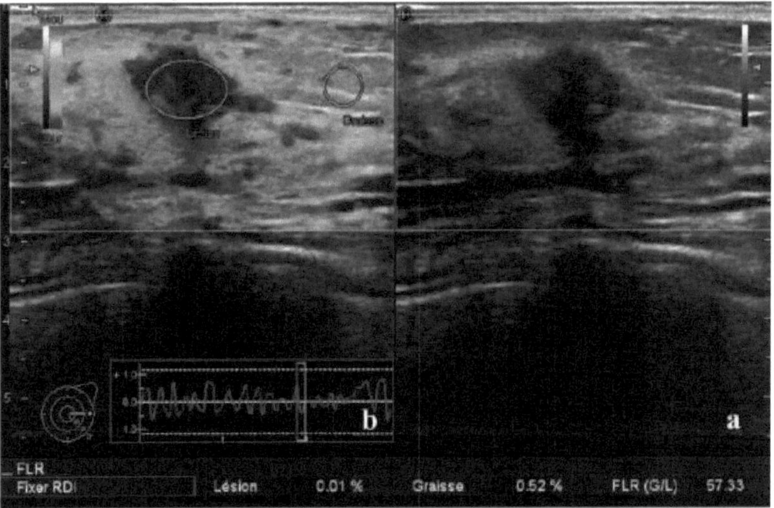

Fig. 69: Carcinoma invasivo do NST, recetor de estrogénio e progesterona negativo numa mulher de 48 anos. Imagem de ultrassom. Massa de forma irregular com contornos espiculados, rodeada por um halo ecogénico periférico, classificada como BI-RADS 5. (b) Imagem elastográfica. Massa com uma pontuação de elasticidade de 5 e um rácio de elasticidade de 57,33.

Como se pode ver na Tabela 91, a pontuação 5 foi encontrada em todas as lesões com sobreexpressão de HER2. Nas lesões HER2-negativas, as pontuações 4 e 5 foram mais frequentemente encontradas. Em contraste, foram encontradas sete lesões com pontuação 2 e 3 no grupo HER2-negativo.

O rácio de elasticidade médio das lesões HER2-positivas foi superior ao das lesões HER2-negativas 54,63 + 30,70 vs 30,70 + 40,71, mas sem diferença significativa *(p = 0,11)*.

Para o rácio de altura, não houve diferença significativa entre os dois grupos *(p = 0,19)*.

Tabela 91. Correlações entre a presença ou ausência de sobreexpressão de HER2 e os parâmetros elastográficos.

Massa	**Recetor HER2 positivo n = 8**	**Recetor HER2 negativo n = 67**	*P*
Parâmetros de elastografia			
Pontuação colorimétrica			0,64
1	0	0	
2	0	1 (1,5 %)	
3	0	6 (9,0 %)	
4	0	5 (7,5 %)	
5	8 (100 %)	55 (82,1 %)	
+ Rácio de elasticidade (média e desvio-padrão)	54,63 ±30,70	30,70 ±40,71	0,11
+ Rácio de dimensão (média e desvio-padrão)	1,14 ±0,08	1,25 ±0,23	0,19

A análise da tabela 92 mostra que não há diferença significativa entre o índice de proliferação (Ki 67) e os parâmetros elastográficos.

Tabela 92. Correlações entre Ki 67 e parâmetros elastográficos.

Massa	**Ki 67 <14 n = 14**	**Ki 67 >14 n = 61**	*P*
Parâmetros de elastografia			
Pontuação colorimétrica			0,61
1	**0**	**0**	
2	**0**	1 (1,6%)	
3	1 (7,1 %)	5 (8,2 %)	
4	2 (14,3 %)	3 (4,9 %)	
5	11 (78,6%)	52 (85,2 %)	
Rácio de elasticidade (média + desvio-padrão)	27,25 ±38,59	34,63 ±40,84	0,54
Rácio de dimensão (média + desvio padrão)	1,24 ±0,26	1,24 ±0,22	0,87

5.6.6. Classificação molecular

Entre os 75 carcinomas infiltrantes, havia 12 massas classificadas como luminal A (16%), 48 luminal B (64%), 4 luminal B + HER2 (5,33%), 4 HER2 (5,33%) e 7 massas triplo-negativas (9,33%).

A correlação entre os parâmetros elastográficos e a classificação molecular é apresentada na Tabela 93.

O rácio de elasticidade médio das lesões triplo-negativas foi o mais elevado em comparação com as outras classes moleculares. Em contraste, o grupo luminal A apresentou os valores mais baixos do rácio de elasticidade *(p = 0,014)*. Os cancros com um elevado potencial de progressão apresentaram uma dureza de lesão mais elevada (fig. 70).

O score 5 foi o mais frequente nas diferentes classes moleculares, sem diferença significativa *(p = 0,69)*. No entanto, sete lesões com escores 2 e 3 foram encontradas no grupo B luminal.

No que diz respeito ao rácio do tamanho ce, não houve diferença significativa entre os diferentes subgrupos moleculares *(p = 0,52)*.

Tabela 93. Correlações entre a classificação molecular e os parâmetros elastográficos.

Classificação molecular	Parâmetro de elastografia						
	Pontuação de elasticidade					Rácio de elasticidade (média + desvio-padrão)	Rácio de dimensão (média + desvio-padrão)
	1	2	3	4	5		
Luminal A (n = 12)	0	0	0	2 (16,7%)	10 (83,3%)	18,57 + 11,62	1,27 + 0,27
Luminal B (n = 48)	0	1 (2,1 %)	6 (12,5 %)	2 (4,2%)	39(81,3%)	27,48 + 33,35	1,24 + 0,23
Luminal B + HER2 (n = 4)	0	0	0	0	4 (100%)	48,86 + 40,42	1,13+0,23
HER2 (n = 4)	0	0	0	0	4 (100 %)	60,41+21,81	1,15+ 0,11
Triplo negativo (n = 7)	0	0	0	1 (14,3%)	6 (85,7%)	73,56 + 82,11	1,27 + 0,17
P	0,69					**0,014**	0,731

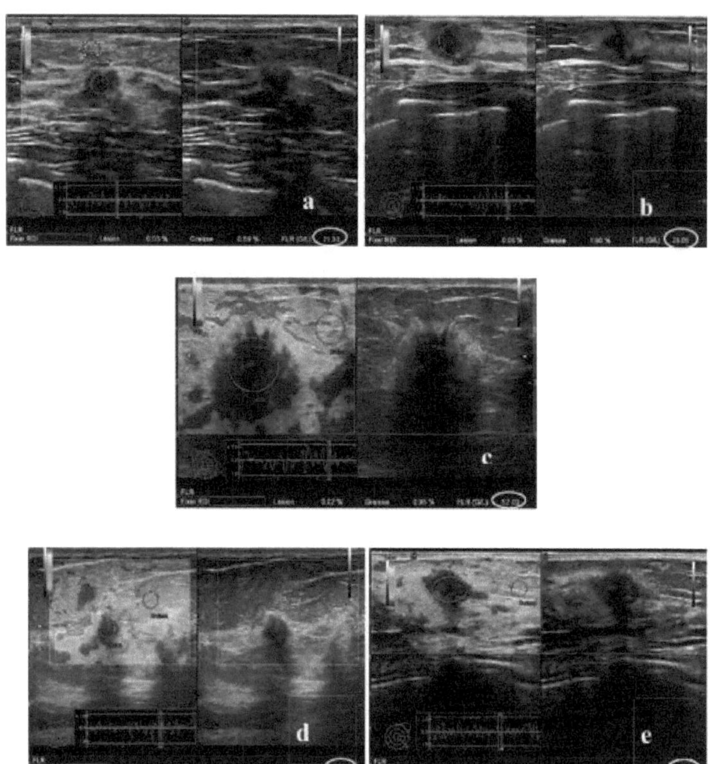

Fig. 70: Lesões invasivas tipo carcinoma NST. (a) Luminal A. (b) Luminal B. (c) Luminal B + HER2. (d) HER2. (e) Triplo negativo. Imagem elastográfica. Todas as lesões têm uma pontuação de elasticidade de 5, mas diferentes rácios de elasticidade. Os tumores com elevado potencial de progressão (HER2 e Triplo negativo) apresentaram valores de rácio de elasticidade mais elevados do que os tumores com baixo potencial de progressão (Luminal A e Luminal B).

5.6.7 Embolia vascular

Nas 36 massas malignas operadas, o rácio de elasticidade médio das lesões com êmbolos vasculares foi superior ao das massas sem êmbolos vasculares *(p = 0,048)* (fig. 71).

O escore 5 foi o mais encontrado em ambos os grupos, sem diferença significativa *(p = 0,72)*. Por outro lado, três lesões com escore 3 foram encontradas no grupo que não êmbolos vasculares nas peças operatórias.

rácio médio de altura não apresentou diferenças significativas entre os dois grupos *(p = 0,81)*.

A correlação entre os parâmetros elastográficos e a presença de êmbolos vasculares é apresentada na Tabela 94.

Tabela 94. Correlações entre a presença de êmbolos vasculares e parâmetros elastográficos.

Massa	Embolia vascular n = 3	Sem êmbolos vasculares n = 33	*P*
Parâmetros de elastografia			
Pontuação colorimétrica			0,72
1	0	0	
2	0	0	
3	0	3 (9,1 %)	
4	0	3 (9,1 %)	
5	3 (100 %)	27 (81,8%)	
Rácio de elasticidade (média + desvio padrão)	72,62 ± 72,49	29,85 ±30,70	**0,048**
Rácio de dimensão (média + desvio padrão)	1,18 ±0,47	1,22 ±0,23	0,807

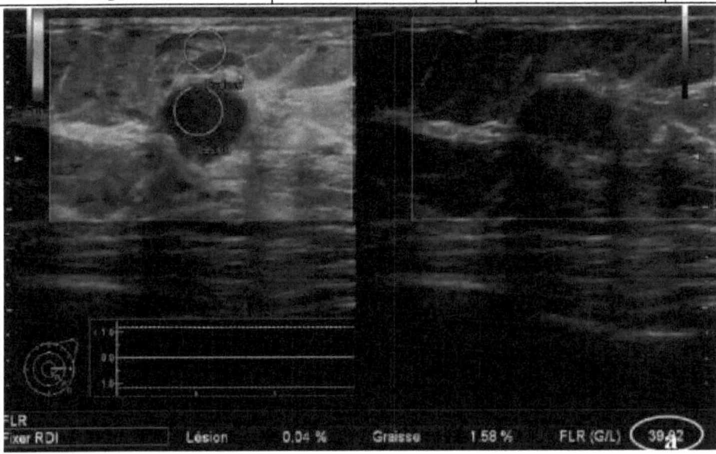

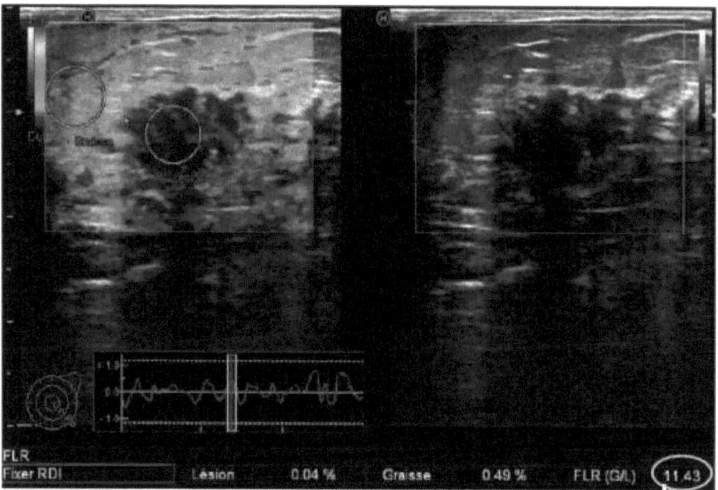

Fig. 71: Embolia vascular. (a) Presença de êmbolos vasculares na peça cirúrgica. (b) Ausência de êmbolos vasculares na peça cirúrgica. Duas lesões de carcinoma infiltrante do tipo NST, grau II e tipo luminal B. A massa com êmbolos vasculares tinha um valor de rácio de elasticidade mais elevado do que a massa sem êmbolos vasculares.

A análise da Tabela 95 não mostrou diferença significativa entre a presença ou ausência de necrose e os parâmetros elastográficos (para todos os parâmetros p > 0,05).

Tabela 95. Correlações entre a presença ou ausência de necrose e os parâmetros elastográficos.

Massa	Necrose n = 3	Sem necrose n = 32	*P*
Parâmetros de elastografia			
Pontuação colorimétrica			0,38
1	0	0	
2	0	0	
3	1 (25,0 %)	2 (6,3 %)	
4	0	3 (9,4 %)	
5	3 (75,0 %)	27 (84,4 %)	
Rácio de elasticidade (média + desvio-padrão)	45,27 ±35,13	31,93 ±36,53	0,49
Rácio de dimensão (média + desvio padrão)	1,07 ±0,06	1,23 ±0,23	0,188

5.6.9. Fibrose

O rácio de elasticidade médio aumentou proporcionalmente à abundância de estroma de reação tumoral maligna (*p = 0,002*). O coeficiente de correlação de Spearmans entre o rácio de elasticidade e os três grupos de acordo com a abundância de estroma tumoral fibro-hialino foi altamente significativo, com um valor de 0,50 *(p = 0,005)*. Os rácios de elasticidade dos diferentes grupos de acordo com a abundância de estroma tumoral fibro-hialino estão resumidos na Tabela 96.

O score 5 foi encontrado com maior frequência nos diferentes grupos de acordo com a abundância do estroma de reação, sem diferença significativa *(p = 0,52)*. No entanto, no grupo de estroma tumoral menos abundante foram encontradas três lesões com um score 3 (tabela 96).

O rácio médio de altura não apresentou diferenças significativas entre os diferentes grupos *(p = 0,94)*.

Tabela 96. Correlações entre a abundância de fibrose e os parâmetros elastográficos.

Fibrose	Ligeiramente incoerente n = 12	Moderadamente arredondado n = 20	Muito incoerente n = 4	P
Parâmetros de elastografia				
Pontuação colorimétrica				0,07
1	0	0	0	
2	0	0	0	
3	3 (25,0 %)	0	0	
4	0	3 (15,0 %)	0	
5	9 (75,0 %)	17 (85,0 %)	4 (100 %)	
Rácio de elasticidade (média + desvio-padrão)	16,55+ 20,61	33,08 + 30,30	85,71 + 55,48	**0,002**
Rácio de dimensão (média + desvio padrão)	1,22 + 0,20	1,22 + 0,27	1,18 + 0,072	0,94

5.6.10. Gânglios linfáticos metastáticos

O rácio de elasticidade médio das lesões com envolvimento de gânglios linfáticos foi superior ao das lesões sem gânglios linfáticos metastáticos, respetivamente 39,87 + 40,30 vs 25,60 + 29,61, mas sem diferença significativa *(p = 0,23)*.

Os outros parâmetros (pontuação de elasticidade e rácio de tamanho) não mostraram diferenças significativas entre os grupos metastático e não metastático (tabela 97).

Tabela 97. Correlações entre o envolvimento linfonodal e os parâmetros elastográficos.

Pesos	Linfa metastática n = 19	Linfonodos não metastáticos n = 18	P
Parâmetros de elastografia			
Pontuação colorimétrica			0,52
1	0	0	
2	0	0	
3	1 (5,3 %)	2(11,1 %)	
4	3 (15,8 %)	1 (5,6 %)	
5	15 (78,9 %)	15 (83,3 %)	
Rácio de elasticidade (média + desvio-padrão)	39,87 ±40,30	25,60 ±29,61	0,23
Rácio de dimensão (média + desvio padrão)	1,22 + 0,28	1,21 ±0,23	0,66

5.6.11. Tamanho histológico

Foi possível medir o tamanho histológico das 37 lesões malignas nas peças cirúrgicas.

Para estas lesões, o tamanho histológico foi mais próximo do tamanho elastográfico (respetivamente 27,03 + 15,35 mm vs 27,26 + 13,63 mm) do que do tamanho ecográfico (23,21 + 11,97 mm) (tabela 98).

Tabela 98. Comparação entre o tamanho histológico, o tamanho do ultrassom e o tamanho elastográfico.

Massa n = 37	Tamanho médio em mm (média + desvio-padrão)	*P*
Histologia	27,03 + 15,35	-
Ultrassom	23,21 ±11,97	0,23
Elastografia	27,26+ 13,63	0,96

6. Desempenho do diagnóstico

6.1. Desempenho diagnóstico da ecografia

O desempenho diagnóstico da ecografia, considerando as massas classificadas como BI-RADS 3 como benignas (exame negativo) e as massas classificadas como BI-RADS 4 e 5 como malignas (exame positivo), mostrou uma sensibilidade de 100% (77/77). Por outro lado, a especificidade e o valor preditivo positivo (VPP) foram fracos, respetivamente 25,5% (76/298) e 25,75% (77/299), para um valor preditivo negativo (VPN) de 100% (76/76) (tabelas 99 e 100). Foram encontrados 74,25% (222/299) de falsos-positivos, sendo 220 lesões benignas classificadas como BI-RADS 4 e duas lesões classificadas como BI-RADS 5. A histologia das duas lesões falso-positivas classificadas como BI-RADS 5 correspondeu a uma lesão de mastite granulomatosa e a uma lesão de citoesteatonecrose. Não se registaram falsos-negativos na ecografia.

Tabela 99. Distribuição das massas benignas e malignas de acordo com o desempenho diagnóstico da ultrassonografia.

Massa	Maligno n = 77	Benigno n = 298
Ecografia positiva (BI-RADS > 4a)	**Pontos positivos reais**	**Falsos positivos**
	77	**222**
Ecografia negativa (BI-RADS = 3)	**Falsos negativos**	**Negativos verdadeiros**
	0	**76**

Tabela 100. Desempenho diagnóstico da ecografia.

	AUC	Sensibilidade	Específico	VPP	VPN	Exatidão
Modo de ultra-sons B						
Categorias BI-RADS US > 4a [Intervalo de confiança de 95% (IC 95%)].	0,628 [0,566-0,689]	100% [95,25-100]	25,5 % [20,9-30,7%]	25,75 % [21,1-31%]	100 % [95,2-100]	40,8 % [35,9-45,8%]

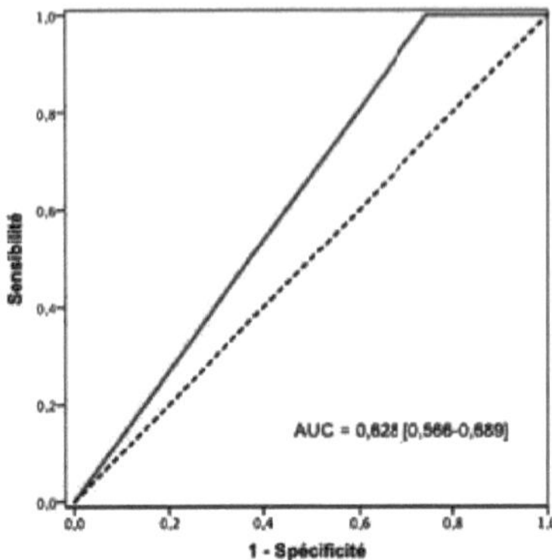

Fig. 72. Curva ROC para ultrassom no modo B. AUC de 0,628.

6.2. Desempenho diagnóstico da elastografia

O desempenho diagnóstico da pontuação de elasticidade (as massas com pontuação 1, 2 e 3 foram consideradas benignas [exame negativo] e as massas com pontuação 4 e 5 malignas [exame positivo], tabela 101) mostrou uma sensibilidade de 89,61% (69/77), uma especificidade de 97,65% (291/298), um valor preditivo positivo (VPP) de 90,79% (69/76), um valor preditivo negativo (VPN) de 97,32% (291/299) e uma exatidão de 96% (360/375) (tabela 104).

O desempenho diagnóstico do rácio de elasticidade para um valor limiar melhor estimado de 3,67 mostra uma sensibilidade de 96,1% (74/77), uma especificidade de 93,29% (278/298), um valor preditivo positivo (VPP) de 78,72% (74/94), um valor preditivo negativo (VPN) de 98,93% (278/281) e uma exatidão de 93,87% (352/375) (tabelas 102 e 104).

Com um valor de corte melhor calculado de 1,045, o rácio de tamanho apresenta uma sensibilidade de 87,01% (67/77), uma especificidade de 93,29% (292/298), um valor preditivo positivo (VPP) de 91,78% (67/73), um valor preditivo negativo (VPN) de 96,69% (292/302) e uma exatidão de 95,73% (359/375) (tabelas 103 e 104).

Tabela 101. Distribuição das massas benignas e malignas de acordo com o desempenho diagnóstico do índice de elasticidade.

Massa	Maligno η = 77	Benigno η = 298
Pontuação de elasticidade positiva (Pontuação > 4)	Pontos positivos reais 69	Falsos positivos 7
Pontuação de elasticidade negativa (Pontuação < 4)	Falsos negativos 8	Negativos verdadeiros 291

Tabela 102. Distribuição massas benignas e malignas de acordo com o desempenho diagnóstico do rácio de elasticidade.

Massa	Maligno η = 77	Benigno n = 298

> Rácio de elasticidade positivo (Rácio 3,67)	Pontos positivos reais	Falsos positivos
	74	20
Rácio de elasticidade negativo (Rácio < 3,67)	Falsos negativos	Negativos verdadeiros
	3	278

Tabela 103. Distribuição de massas benignas e malignas de acordo com o desempenho diagnóstico do rácio de tamanho.

Massa	Maligno n = 77	Benigno n = 298
Rácio de dimensão positivo (Rácio > 1,045)	Pontos positivos reais	Falsos positivos
	67	6
Rácio de dimensão negativo (Rácio < 1,045)	Falsos negativos	Negativos verdadeiros
	10	292

Tabela 104. Desempenho diagnóstico dos parâmetros elastográficos.

	AUC	Sensibilidade	Específico	VPP	VPN	Exatidão
Elastografia						
Índice de elasticidade >4 [95% CI]	0,936 [0,895-0,977]	89,61% [82,8-94,6]	97,65% [95,2-98,9]	90,79% [82,2-95,5]	97,32% [94,8-98,6]	96% [93.5-98,6]
Rácio de elasticidade >3,67 [IC 95%].	0,947 [0,917-0,977]	96,1% [89,2-98,7]	93,29% [89,9-95,6]	78,72% [69,4-85,8]	98,93% [96,9-99,6]	93,87% [90,9-95,9]
P	0,67	0,21	0,003	0,04	0,26	0,9
Rácio de dimensão > 1,045 [IC 95%].	0,925 [0,880-0,970]	87,01% [77,7-92,8]	97,99% [95,7-99,1]	91,78% [83,2-96,2]	96,69% [94,1-98,2]	95,73% [93,2-97,4]
P	0,72	0,08	0,008	0,03	0,12	0,76

Os valores *dep* indicam comparações entre a pontuação de elasticidade/rácio de elasticidade e o rácio de elasticidade/rácio de dimensão.

O desempenho da pontuação de elasticidade e do rácio de tamanho foi significativamente melhor em termos de especificidade e VPP do que o rácio de elasticidade *(p < 0,05)*. No entanto, o rácio de elasticidade apresentou melhor sensibilidade e NPV em comparação com os outros dois parâmetros, mas sem diferença significativa *(p > 0,05)*. Em termos de curvas ROC, o rácio de elasticidade apresentou a maior área sob a curva (AUC) em comparação com os outros dois parâmetros elastográficos, mas sem diferença significativa *(p = 0,74)* (fig. 73).

< Foi encontrada uma forte correlação entre a pontuação e o rácio de elasticidade (coeficiente de correlação de Spearman = 0,77,^ *0,0001*). Da mesma forma, foi encontrada uma forte correlação entre a pontuação de elasticidade e o rácio de altura, mas também entre os rácios de elasticidade e de altura (coeficiente de correlação de Spearman = 0,53,j9 < *0,0001* e coeficiente de correlação de Pearson = 0,50,^ < *0,0001*, respetivamente*)*.

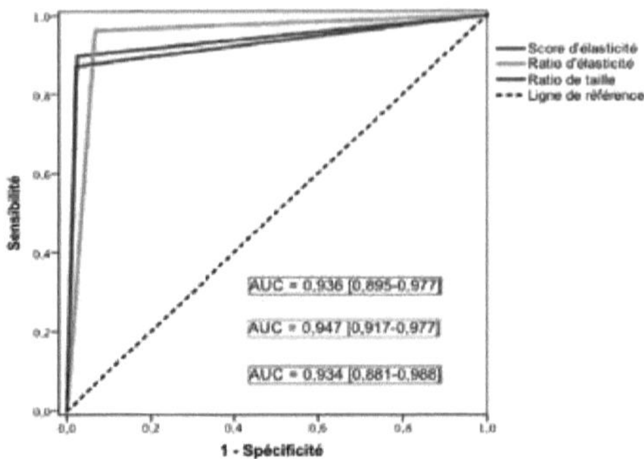

Fig. 73. Curva ROC dos parâmetros elastográficos

6.2.1. Falsos negativos

No escore colorimétrico elastográfico, houve oito falsos-negativos, ou seja, 2,68% de resultados negativos. A histologia correspondia a três carcinomas NST infiltrantes, um carcinoma cribriforme, um carcinoma micropapilar, um carcinoma papilar intracístico, um carcinoma coloide e um carcinoma ductal in situ. Estes falsos negativos foram inicialmente classificados na ecografia em dois casos como BI-RADS 4a, em dois outros casos como BI-RADS 4b e em quatro casos como BI-RADS 4c (figs. 74 e 75).

Utilizando um valor de corte de 3,67 para o rácio de elasticidade, registaram-se três falsos negativos (1,07%). A histologia dos três falsos negativos era um carcinoma NST infiltrante, um carcinoma micro-papilar e um carcinoma papilar intracístico. Estes falsos-negativos tinham sido inicialmente classificados por ecografia nos três casos BI-RADS 4 (fig. 75).

No que respeita ao rácio de tamanho, para um valor de corte de 1,045, houve dez falsos negativos (3,31%). A histologia correspondia a cinco carcinomas infiltrantes do NST, um carcinoma cribriforme, um carcinoma intracístico papilar, um carcinoma coloide e dois carcinomas intracanais. Estes falsos negativos tinham sido inicialmente classificados na ecografia num caso como BI-RADS 4a, em quatro casos como BI-RADS 4b, em outros quatro casos como BI-RADS 4c e num caso como BI-RADS 5 (fig. 74).

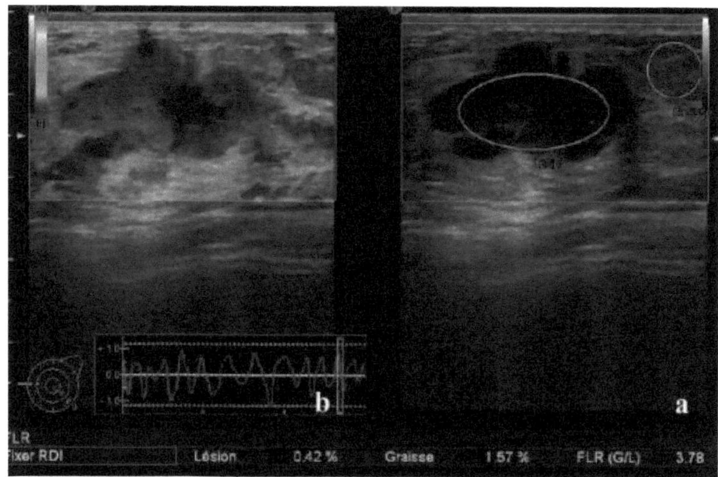

Fig. 74: Carcinoma lobular infiltrante de grau III numa mulher de 43 anos. (a) Imagem de ultra-sons. Massa de forma ovalada com contornos microlobulados e interface abrupta, classificada BI-RADS 4a. (b) Imagem elastográfica. Massa com uma pontuação de elasticidade de 2, um rácio de elasticidade calculado de 3,78 e um rácio de tamanho de 1.

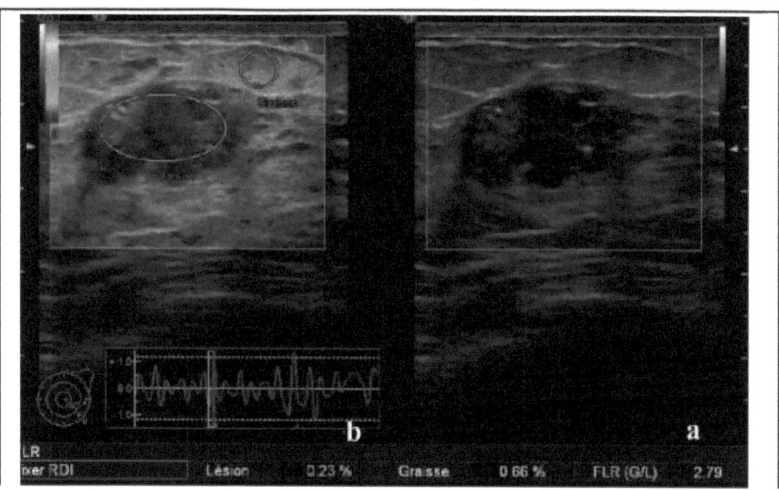

Fig. 75: Carcinoma micropapilar infiltrante de grau II numa mulher de 46 anos. (a) Imagem de ultra-sons. Massa de forma ovalada com contornos irregulares e interface abrupta, classificada BI-RADS 4c. (b) Imagem elastográfica. Massa com um score de elasticidade de 3, um rácio de elasticidade calculado de 2,79 e um rácio de tamanho calculado de 1,1.

6.2.2. Falsos positivos

Quando a pontuação de elasticidade foi tida em conta, registaram-se sete falsos positivos, representando 6,8% dos resultados positivos. A histologia correspondia a duas mastites granulomatosas (uma BI-RADS 4c, uma BI-RADS 5), duas citosteatonecroses (uma BI-RADS 4a e uma BI-RADS 4c), dois adenomioepiteliomas (dois BI-RADS 4a), um fibroadenoma fibroso (BI-RADS 4a) (figs. 76 e 77).

Para o rácio de elasticidade, houve 20 falsos negativos (21,28%). A histologia dos 20 falsos positivos era a seguinte: nove fibroadenomas (três BI-RADS 3, seis BI-RADS 4a), três tumores filodes (um BI-RADS 3, dois BI-RADS 4a), três mastopatias fibrocísticas (três BI-RADS 4a), um adenomioepitelioma (BIRADS 4a), duas mastites granulomatosas (uma BI-RADS 4c, uma BI-RADS 5), uma lesão de citoesteatonecrose (BI-RADS 4c) e um quisto epidérmico (BIRADS 3) (figs. 76 e 77).

Seis lesões benignas foram falsas positivas (8,22%) tendo em conta o rácio de tamanho. A histologia dos seis falsos positivos correspondia a três lesões de mastite granulomatosa (duas BI-RADS 4c e uma BI-RADS 5), um adenomioepitelioma (BI-RADS 4a), uma citostéatonécrose (BI-RADS 4c) e um abcesso (BIRADS 4c) (figs. 76 e 78).

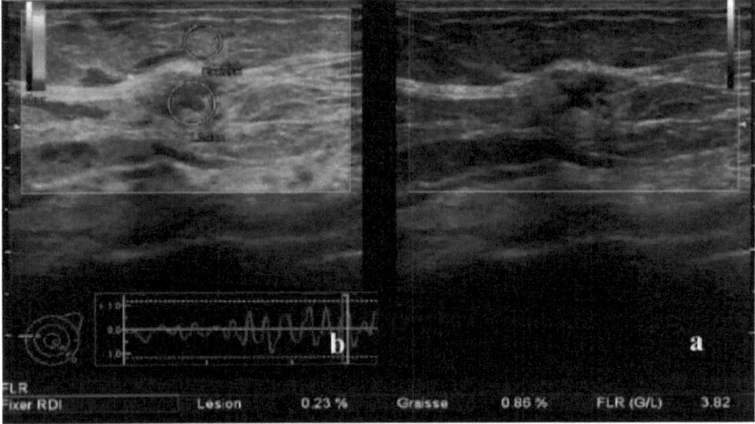

Fig. 76: Mastite granulomatosa numa mulher de 48 anos. (a) Imagem de ultrassom. Massa de forma irregular com contornos espiculados, rodeada por um halo ecogénico periférico, classificada como BI-RADS 5. (b) Imagem elastográfica. Massa com um score de elasticidade de 5 e um rácio de elasticidade de 3,82, acima do valor limite, e um rácio de tamanho calculado de 1,2.

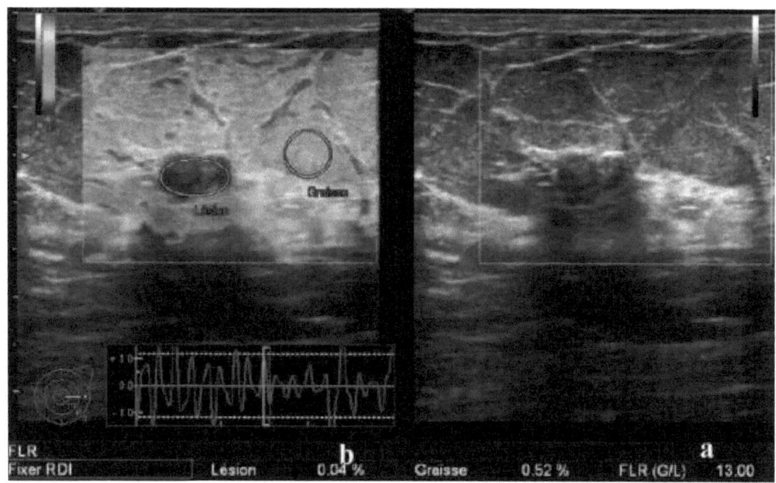

Fig. 77: Fibroadenoma fíbreux numa mulher de 61 anos. (a) Imagem de ultrassom. Massa de forma ovalada com contornos microlobulados, interface abrupta, isoecóica, classificada BI-RADS 4a. (b) Imagem elastográfica. Massa com uma pontuação de elasticidade de 4, um rácio de elasticidade de 13 e um rácio de tamanho de 1.

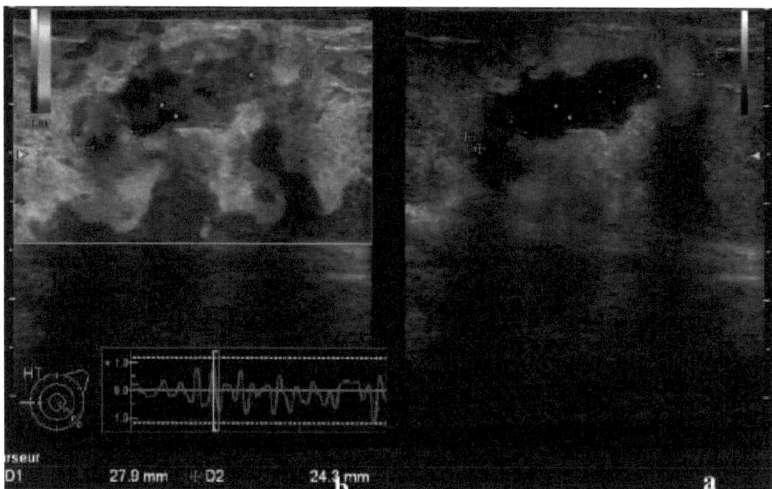

Fig. 78: Mastite granulomatosa numa mulher de 43 anos. (a) Imagem de ultrassom. Massa de forma e contornos irregulares, rodeada por um halo ecogénico periférico, classificada BI-RADS 4c. (b) Imagem elastográfica. Massa com uma pontuação de elasticidade de 2 e um rácio de tamanho calculado de 1,12.

6.3. Desempenho diagnóstico dos parâmetros elastográficos e da ecografia de modo B.

Como lembrete, os desempenhos dos diferentes parâmetros elastográficos foram comparados com o ultrassom no modo B. Os valores de desempenho do ultrassom no modo B e os três parâmetros elastográficos no diagnóstico de massas mamárias benignas e malignas são relatados na Tabela 105.

Tabela 105. Desempenho diagnóstico dos parâmetros de ultrassom e elastográficos.

	AUC	Sensibilidade	Específico	VPP	VPN	Exatidão
Modo de ultra-sons B						
Categorias BI-RADS US > 4a [IC 95%].	**0,628 [0,566-0,689]**	**100 % [95,25-100]**	**25,5 % [20,9-30,7%]**	**25,75 % [21,1-31%]**	**100 % [95,2-100]**	**40,8 % [35,9-45,8%]**
Elastografia						
Escore de elasticidade (SE) > 4 [IC 95%]	**0,936 [0,895-0,977]**	**89,61% [82,8-94,6]**	**97,65% [95,2-98,9]**	**90,79% [82,2-95,5]**	**97,32% [94,8-98,6]**	**96% [93.5-98,6]**
P	**< 0,0001**	**0,01**	**< 0,0001**	**< 0,0001**	0,32	**< 0,0001**
Rácio de elasticidade (ER) >3,67 [95% CI].	**0,947 [0,917-0,977]**	**96,1% [89,2-98,7]**	**93,29% [89,9-95,6]**	**78,72% [69,4-85,8]**	**98,93% [96,9-99,6]**	**93,87% [90,9-95,9]**
P	**< 0,0001**	0,24	**< 0,0001**	**< 0,0001**	0,84	**< 0,0001**
Rácio de tamanho (SR) > 1,045 [95% CI].	**0,925 [0,880-0,970]**	**87,01% [77,7-92,8]**	**97,99% [95,7-99,1]**	**91,78% [83,2-96,2]**	**96,69% [94,1-98,2]**	**95,73% [93,2-97,4]**
P	**< 0,0001**	**0,003**	**< 0,0001**	**< 0,0001**	0,23	**< 0,0001**

Os valores *de p* **indicam comparações entre o ultrassom de modo B e os parâmetros elastográficos, [Intervalo de Confiança de 95% (IC 95%)].**

Quando os valores de desempenho de diagnóstico da ecografia de modo B, a pontuação de elasticidade, o rácio de elasticidade e o rácio de tamanho foram comparados, todos os parâmetros de elastografia tiveram uma especificidade, um valor preditivo negativo (VPP) e uma precisão significativamente mais elevados do que a ecografia de modo B *(p<0,0001).*

O rácio de elasticidade teve uma sensibilidade equivalente à da ecografia em modo B *(p = 0,24*). No entanto, o escore de elasticidade e a razão de tamanho tiveram baixa sensibilidade em comparação com a ultrassonografia em modo B (respetivamente,^ *= 0,01 ep = 0,003).*

Em termos da área sob a curva (AUC), os três parâmetros elastográficos tiveram uma AUC significativamente mais ampla do que a da ecografia em modo B *(p<0,0001).*

6.4. Desempenho diagnóstico de combinações de ultrassom de modo B e vários parâmetros elastográficos.

Como lembrete, os desempenhos das diferentes combinações ultrassom de modo B e parâmetros elastográficos foram comparados com o ultrassom de modo B sozinho. Os valores de desempenho das combinações de ultrassom-elastografia na caraterização de massas mamárias benignas e malignas são relatados na Tabela 106.

Tabela 106. Desempenho diagnóstico de combinações de parâmetros de ultrassom e elastográficos.

	AUC	Sensibilidade	Específico	VPP	VPN	Exatidão
Modo de ultra-sons B						
Modo US B [IC 95%]	**0,628 [0,566-0,689]**	**100 % [95,25-100]**	**25,5 % [20,9-30,7%]**	**25,75 % [21,1-31%]**	**100 % [95,2-100]**	**40,8 % [35,9-45,8%]**
Ultrassom + Elastografia						
Modo US B + SE [IC 95%]	**0,936 [0,895-0,977]**	**89,61% [82,8-94,6]**	**97,65% [95,2-98,9]**	**90,79% [82,2-95,5]**	**97,32% [94,8-98,6]**	**96% [93.5-98,6]**
P	**< 0,0001**	**0,01**	**< 0,0001**	**< 0,0001**	0,32	**< 0,0001**
Modo US B + SE + RE [IC 95%]	**0.940 [0.899-0.980]**	**89.61% [80.82-94.64]**	**98.32% [96.13-99.28]**	**93.23% [85.14-97.08]**	**97.34% [94.84-97.08]**	**96.53% [94.16-97.96]**

P	< 0,0001	0,01	< 0,0001	< 0,0001	0,32	< 0,0001
Modo US B + SE + RE + RT [IC 95%]	**0,909 [0,859-0,959]**	**83,12% [73,23-89,86]**	**98,66% [96,6-99,48]**	**94,12% [85,83-97,69]**	**95,77% [92,89-97,51]**	**95,47% [92,86-97,15]**
P	< 0,0001	0,0005	< 0,0001	< 0,0001	0,14	< 0,0001
Os *valores de p* **indicam comparações entre o modo de ultrassom B e as várias combinações de ultrassom-elastografia.**						

O uso combinado do escore de elasticidade do ultrassom no modo B melhorou significativamente a AUC de 0,628 para 0,936 $(p < 0,0001)$, a especificidade de 25,5% para 97,65% $(p < 0,0001)$, WP de 25,75% para 90,79% $(p < 0,0001)$ e precisão de 40,8% para 96% $(p < 0,0001)$, mas com uma perda de sensibilidade de 100% para 89,61% $(p = 0,01)$.

A adição do índice de elasticidade à combinação escore de elasticidade-modo de ultrassom B aumentou a AUC de 0,628 para 0,940 $(p < 0,0001)$, a especificidade de 25,5% para 98,32% $(p < 0,0001)$, VPP de 25,75% para 93,23% $(p < 0,0001)$ e precisão de 40,8% para 96,53% $(p < 0,0001)$, mas com uma perda de sensibilidade de 100% para 89,61% $(p = 0,01)$.

A combinação de ultrassom modo B e os três parâmetros elastográficos melhorou significativamente a especificidade sobre as outras combinações de 25,5% para 98,66% $(p < 0,0001)$ e WP de 25,75% para 94,12% $(p < 0,0001)$. No entanto, registou-se uma perda significativa de sensibilidade de 100% para 83,12% $(p = 0,0005)$.

6.4.1. Falsos positivos e falsos negativos

Considerando a combinação de melhor desempenho, que combina os três parâmetros elastográficos com o ultrassom no modo B, há apenas quatro falsos positivos e três falsos negativos.

Quatro falsos-positivos, ou seja, 5,88% de resultados positivos. A histologia correspondeu a duas mastites granulomatosas (uma BI-RADS 4c, uma BI-RADS 5), uma lesão de citoesteatonecrose (BI-RADS 4c) e um adenomióbio-epitelioma (BI-RADS 4a) (fig. 79 e 80).

13 falsos-negativos (4,23%). A histologia correspondeu a sete carcinomas NST infiltrantes, um carcinoma cribriforme, um carcinoma intracístico papilar, um carcinoma coloide, um carcinoma micropapilar e dois carcinomas intracanais. Estes falsos negativos tinham sido inicialmente classificados na ecografia em modo B em dois casos BI-RADS 4a, em cinco casos BI-RADS 4b, em cinco casos BI-RADS 4c e BI-RADS 5 num caso (fig. 81).

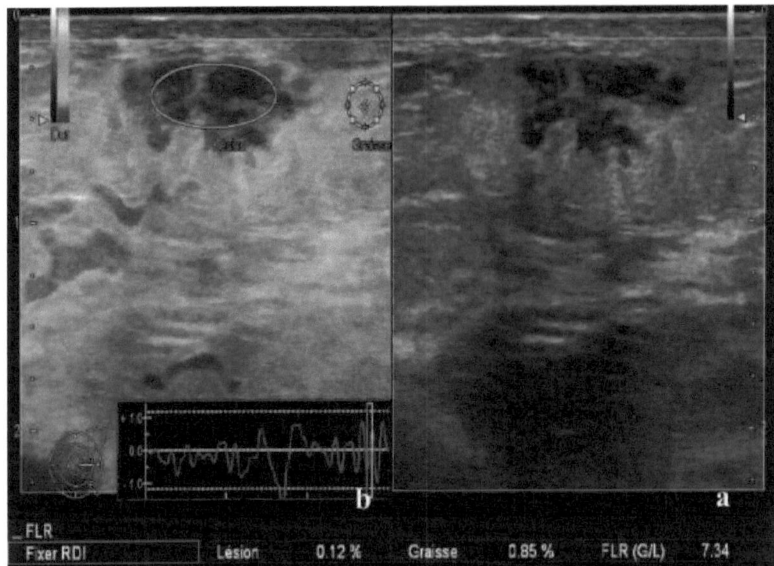

Fig. 79: Mastite granulomatosa numa mulher de 53 anos. (a) Imagem de ultrassom. Massa de forma e contornos irregulares, rodeada um halo ecogénico periférico, classificada BI-RADS 4c. (b) Imagem elastográfica. Massa com uma pontuação de elasticidade de 5, um rácio de elasticidade de 7,34 e um rácio de tamanho calculado de 1,45.

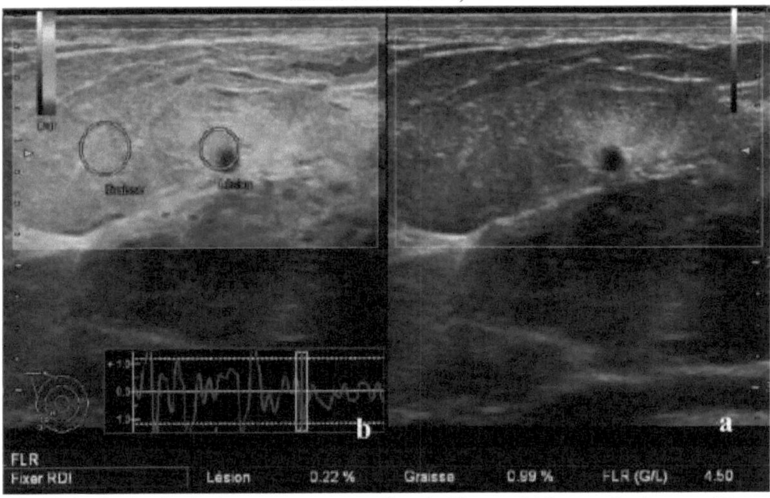

Fig. 80: Lesão de citosteatonecrose numa mulher de 44 anos. (a) Imagem de ultra-sons. Massa redonda com contornos indistintos, rodeada por um halo ecogénico periférico, classificada BI-RADS 4c. (b) Imagem elastográfica. Massa com uma pontuação de elasticidade de 4c, um rácio de elasticidade de 4,5 e um rácio de falha calculado de 1,3.

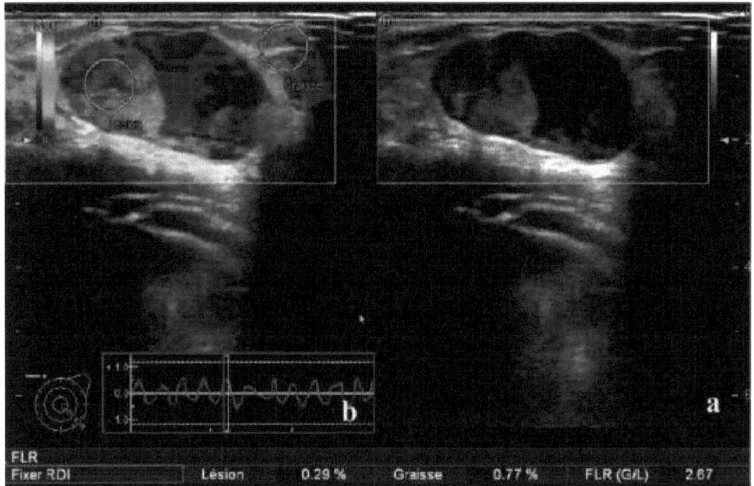

Fig. 81: Carcinoma papilar intracístico numa mulher de 73 anos. (a) Imagem de ultrassom. Massa complexa, de forma oval, com contornos microlobulados e interface abrupta, classificada como BI-RADS 4b. (b) Imagem elastográfica. Massa com uma pontuação de elasticidade de 2, um rácio de elasticidade calculado de 2,67 e um rácio de falha de 1.

6.5. Combinação de ultrassom no modo B e parâmetros elastográficos para lesões classificadas como BI-RADS 3 e 4a

Para recordar, entre as 298 massas benignas, o seguimento a curto prazo (BI-RADS 3) foi recomendado em 76 lesões e a biópsia (BI-RADS 4a, BI-RADS 4b, BIRADS 4c e BI-RADS 5) foi indicada em 222 lesões (tabela 107).

Seguindo o nosso protocolo de estudo, que consistiu em desclassificar numa categoria BIRADS as lesões que se revelaram negativas nos três parâmetros elastográficos, 79,28% (176/222) das biopsias de lesões benignas poderiam ter sido evitadas. No entanto, o número de casos de vigilância a curto prazo de lesões benignas (BIRADS 3) aumentou de 25,5% para 84,56% (tabela 108).

A maioria das massas foi classificada como BI-RADS 3 e BIRADS 4a (71,47%), incluindo duas lesões malignas classificadas como BI-RADS 4a. Nenhuma das duas lesões malignas apresentou resultados negativos para os três parâmetros elastográficos. Nesse sentido, sugerimos o downgrade das massas classificadas como BI-RADS 3 e 4a que apresentaram resultados negativos para os três parâmetros elastográficos para BI-RADS 2, reduzindo o seguimento a curto prazo das lesões benignas para 98,01% (tabela 108).

Tabela 107. Distribuição dos resultados da combinação do aparelho de ultrassom modo B e parâmetros elastográficos.

Categoria BIRADES	3		4a		4b		4c		5	
Parâmetros elastográficos	**Malin**	**Benim**	**Malin**	**Benim**	**Malin**	**Benim**	**Malin**	**Benim**	**Malin**	**Benim**

Todos os parâmetros negativos	0	71	0	176	1	6	0	20	0	1
Um ou dois parâmetros positivos	0	5	2	13	3	1	6	1	1	0
Todos os parâmetros positivos	0	0	0	1	0	0	12	2	52	1
Total	0	76	2	190	4	7	18	23	53	2

Tabela 108. Tratamento de 77 lesões malignas e 298 lesões benignas diagnosticadas por ultrassom.

Apoio	**Modo de ultra-sons B**	**Ultrassom + Elastografia**	
Maligno		**Retrógrado 4a=>3**	**Retrógrado 4a e 3 => 2**
Controlo a curto prazo	**0**	**0**	**0**
Biópsia	77	77	77
Benigno			
Controlo a curto prazo	76	252 (+176)	5 (- 247)
Biópsia	222	46 (-176)	46 (-176)

6.6. Desempenho de acordo com o tipo histológico

A Tabela 109 mostra os resultados da combinação de ultrassom no modo B e elastografia de acordo com o tipo histológico.

113 fibroadenomas foram reclassificados como BI-RADS 3. A proporção de fibroadenomas classificados como BI-RADS 3 aumentou de 29,63% para 89,42% graças à elastografia.

23 tumores phyllodes foram reclassificados como BI-RADS 3. A proporção de tumores phyllodes classificados como BI-RADS 3 aumentou de 6,67% para 83,33%.

32 lesões de mastopatia fibrocística foram reclassificadas como BI-RADS 3. Graças à elastografia, a proporção de mastopatia fibrocística classificada como BIRADS 3 passou de 27,27% para 83,33%.

Duas das quatro lesões de adenomioepitelioma foram reclassificadas como BI-RADS 3.

Um papiloma em cada três foi reclassificado como BI-RADS 3.

Cinco lesões benignas diversas (uma lesão PASH, duas galactoforites, uma mastite granulomatosa e um quisto retrabalhado) foram reclassificadas como BI-RADS 3. A proporção de lesões benignas diversas classificadas como BI-RADS 3 aumentou de 17,65% para 47,06%.

Todas as lesões malignas permanecem classificadas como BI-RADS 4 ou 5.

Tabela 109. Distribuição dos resultados da combinação de ultrassom modo B e parâmetros elastográficos de acordo com o tipo histológico.

Tipo histológico	**n = 375**	**Modo americano B**					**Modo US B + Elastografia**		
		3	4a	**4b**	4c	5	**3**	**4/5**	**Reclassificar**
Fibroadenoma	189	56	119	2	12	0	169	20	113

Tumor de Phyllodes	30	2	25	2	1	0	25	5	23
Mastopatia fibrocística	55	15	35	1	4	0	47	8	32
Adenomioepitelioma	4	0	4	**0**	0	0	2	2	2
Papiloma	**3**	0	1	**0**	2	0	1	2	1
Outras lesões benignas	17	3	6	2	4	2	8	9	5
CCIS	2	0	0	**0**	2	0	0	2	0
CI NST	55	0	1	3	9	42	0	55	0
CLI	**9**	0	0	**0**	3	6	0	9	0
Carcinoma misto	4	0	0	**0**	1	3	0	4	0
Outras lesões malignas	7	0	1	1	3	2	0	7	0
Total	375	76	192	11	41	55	252	123	176

6.7. Desempenho em função da palpabilidade

Como se mostra na Tabela 110, a palpabilidade não parece afetar a especificidade (massas não palpáveis 84,86% vs massas palpáveis 83,75%,^ = *0,85)*.

Tabela 110. Desempenho diagnóstico da combinação ultrassom-elastografia em função da palpabilidade.

	Sensibilidade	Específico	VPP	VPN	Exatidão
Palpação (-)	100% [83,89-100]	84,86% [79,5-89,01]	37,74% [25,94-51,19]	100% [97,97-100]	86,13% [81,17-89,95]
Palpação (+)	100% [93,69-100]	83,75% [74,16-90,25]	81,43% [70,77-88,81]	100% [94,58-100]	90,51% [84,44-94,37]

6.8. Desempenho em função da visibilidade da lesão na mamografia

A especificidade parece ser inferior para as lesões visíveis na mamografia, mas sem diferença significativa (lesões visíveis 80% vs lesões não visíveis 83,49%,^ = *0,58*) (tabela 111).

Tabela 111. F elastografia em desempenho de diagnóstico da combinação ultrassom-"oncologia da natureza mamograficamente visível de uma lesão.

	Sensibilidade	Específico	VPP	VPN	Exatidão
Mamografia (-)	100% [67,56-100]	83,49% [75,4-89,29]	30,77% [16,5-49,99]	100% [95,95-100]	84,62% [76,99-90,04]
Mamografia (+)	100% [94,73-100]	80% [70,86-86,81]	78,41% [68,72-85,72]	100% [95,19-100]	88,41% [82,61-92,46]

6.9. Desempenho em função tamanho da lesão

Como lembrete, o desempenho função do tamanho foi avaliado em relação ao tamanho mediano da lesão, que era de 16,5 mm.

A especificidade foi menor para lesões grandes (78,03% vs 89,76%, p = *0,006*) (tabela 112).

Tabela 112. Desempenho diagnóstico da combinação ultrassom-elastografia em função do tamanho da lesão.

Distância da pele	Sensibilidade	Específico	VPP	VPN	Exatidão
< 16,5 mm	100% [83,89-100]	89,76% [84,21-93,51]	54,05% [38,38-68,96]	100% [97,49-100]	90,86% [85,85-94,22]
> 16,5 mm	100% [93,69-	78,03% [70,23-	66,28% [55,78-	100% [96,4-	84,66% [78,83-

	100]	84,25]	75,38]	100]	89,1]

6.10. Desempenho em função da distância pele a pele lesão

Como se mostra na Tabela 113, a profundidade da lesão não parece afetar o desempenho de diagnóstico da combinação ultra-sons-elastografia *(p~l)*.

Tabela 113. Desempenho diagnóstico da combinação ultrassom-elastografia em função da distância pele-lesão.

Tamanho	Sensibilidade	Especificidade	VPP	VPL	Exatidão
< 15 mm	100% [95-100]	84,53% [79,68-88,39]	64,04% [54,9-72,25]	100% [98,31-100]	87,87% [83,96-90,93]
> 15 mm	100% [51,01-100]	84,85% [69,08-93,35]	44,44% [18,88-93,35]	100% [87,94-100]	86,49% [72,02-94,09]

CAPÍTULO 3

Discussão

Neste capítulo, discutiremos os nossos resultados e compará-los-emos com a literatura. Detalhamos o desempenho diagnóstico da elastografia na diferenciação massas benignas e malignas. Em seguida, comparamos o desempenho da elastografia com o da ultrassonografia modo B, bem como o desempenho da combinação dos dois exames. Discutiremos também o desempenho diagnóstico em função da palpabilidade, da visibilidade mamográfica, do tamanho e da profundidade do tumor. Finalmente, correlacionaremos os resultados elastográficos com os resultados histológicos.

1. Elastografia

1.1. Parâmetros de qualidade

A elastografia foi inicialmente baseada na pontuação de mapeamento de cores proposta por Itoh [84].

No nosso estudo, o melhor valor limite do índice de elasticidade para a diferenciação entre massas benignas e malignas situou-se entre o índice 3 e 4, com uma sensibilidade de 89,61%, uma especificidade de 97,65%, um valor preditivo positivo (VPP) de 90,79%, um valor preditivo negativo (VPN) de 97,32% e uma exatidão de 96%. Os nossos resultados são semelhantes aos já descritos na literatura [49, 84, 126, 133-135, 143, 153-159] (tabela 4).

Itoh et al [84] publicaram um dos primeiros estudos para avaliar o potencial diagnóstico da elastografia estática em 111 massas, sendo 59 benignas e 52 malignas, com menos de 30 mm de diâmetro. As imagens elastográficas foram classificadas de acordo com os cinco escores propostos pelos autores. O score médio de elasticidade foi significativamente mais elevado nas lesões malignas (score 4,2 + 0,9) do que nas lesões benignas (score 2,1 + 1). Para um valor de limiar entre 3 e 4, a elastografia atingiu uma sensibilidade de 86,5%, uma especificidade de 89,8% e uma exatidão de 88,3%. Os resultados deste estudo mostram uma boa correlação entre as pontuações elastográficas e os dados histológicos.

Giuseppetti et al [139] avaliaram o valor da elastografia estática no estudo de 91 massas, sendo 27 benignas e 64 malignas. Este estudo avaliou o escore de elasticidade proposto por d'Itoh [84]. A sensibilidade e a especificidade da elastografia foram de 79% e 89%, respetivamente. Os autores verificaram que o tipo histológico e o tamanho das lesões influenciaram o escore de elasticidade.

Entre 2006 e 2011, foram efectuados vários estudos. Uma meta-análise efectuada por Gong [153] avaliou 23 artigos de 212 referências. Foi observado um valor limiar de pontuação de elasticidade entre a pontuação 3 e 4 nos diferentes estudos.

A sensibilidade média foi de 83,4% (IC 95%: 81,4 - 85,3%) com uma especificidade de 84,2 (IC 95%: 82,9 - 85,4%) e uma AUC de 0,93.
O estudo de Stoian et al [154] 174 lesões, incluindo 102 massas benignas e 72 massas malignas. As pontuações 1, 2 e 3 foram consideradas como lesões benignas e as pontuações 4 e 5 como malignas. Os autores encontraram uma sensibilidade de 82,9%, uma especificidade de 81,9%, um VPP de 80,3%, um VPN de 82,2% e uma exatidão de 96%.
O estudo recente de Khamis [155], que avaliou o índice de elasticidade de 120 massas (75 benignas e 45 malignas), encontrou uma sensibilidade de 100%, uma especificidade de 88%, um VPP de 83,3%, um VPN de 100%, uma exatidão de 92,5% e uma AUC de 0,98.
No nosso estudo, dos 8 falsos-negativos, três eram carcinomas NST infiltrantes, um carcinoma cribriforme, um cancro micropapilar, um cancro papilar intracístico, um carcinoma mucinoso e um carcinoma ductal in situ. Estes dados são consistentes com a literatura.
No estudo de Houelleu Demay et al [160], dos 12 falsos negativos, seis eram carcinomas NST infiltrantes, dois carcinomas lobulares infiltrantes, um carcinoma do tipo mucinoso e um carcinoma ductal in situ.
Na série de Tardivon et al. 61 lesões malignas e 61 lesões benignas, a histologia dos 13 falsos negativos (pontuações 1, 2 e 3) correspondeu a carcinomas NST infiltrantes em 8 casos, carcinomas lobulares infiltrantes em três casos, um cancro do tipo coloide e um cancro papilar [92].
Na série de Giuseppetti et al (91 massas), a histologia de 13 falsos-negativos (pontuações elastográficas de 2 e 3) correspondeu a carcinomas infiltrantes do tipo misto (n = 6), carcinomas lobulares infiltrantes (n = 3) e carcinomas infiltrantes do tipo NST (n = 4) [139].
Entre os nossos 8 falsos-negativos elastográficos, havia um cancro mucinoso com uma consistência gelatinosa devido à secreção abundante de muco. Havia também um cancro lobular e um cancro in situ para os quais um resultado colorimétrico benigno é explicado pelo facto de, nestas três primeiras lesões, não haver reação fibrosa desmoplásica.
O nosso estudo mostra uma boa correlação entre os scores elastográficos e a dureza do tecido estudado, o que constitui o próprio princípio desta técnica. De facto, a elastografia falso-positiva foi encontrada em lesões com estruturas duras ou fibrosas que deram origem a um score pejorativo elevado (mastite granulomatosa, citosteatonecrose, fibroadenoma) e pode envolver lesões parcialmente calcificadas.

Tabela 114. Desempenho diagnóstico do índice de elasticidade de acordo com as séries publicadas.

Autores	Número	Sensibilidade	Específico	VPP	VPN	Exatidão
Itoh [84] 2006	111	86.5%	89.8%	NP	NP	88.3%
Zhu [121] 2008	139	88,5%%	88,6%	NP	NP	87%
Raza [126] 2010	128	92,7%	85,8%	76%	96%	88,3%

Regini [134] 2010	120	88.5%	92,7%	86,1%	94,1%	91,3%
Schaefer [133] 2011	193	96,9%	76%	NP	NP	NP
Gong [153] 2011	128	95%	93,9%	76,5%	73,7%	94,7%
Navarro [156] 2011	124	69.5%	83.1%	78.9%	75.0%	NP
Yerli [141] 2011	78	80%	95%	84%	93%	91%
Stachs[135] 2013	224	87,9%	73,1%	77,9%	84,9%	80,9%
Stoian [154] 2016	174	82,9%	81,9%	80,3%	83,9%	82,2%
Menezes [157] 2016	100	100%	82,7%	65,8%	100%	87%
Arslan [158] 2017	81	71,1%	97,7%	96,4%	79,2%	85,1%
Bojanic [159] 2017	117	90,5%	93%	86%	95%	92,5%
Khamis [155] 2017	120	100%	88%	83,3%	100%	92,5%
O nosso estudo	375	89,61%	97,65%	90,79%	97,32%	96%
NP: Não especificado						

1.2. Parâmetros quantitativos

1.2.1. Análise semi-quantitativa

Na elastografia, Itoh et al [84] sugeriram cinco pontuações de elasticidade, após o que estas foram amplamente utilizadas para distinguir entre massas malignas e benignas [144, 159]. Por outro lado, muitos factores subjectivos podem alterar a pontuação elastográfica das lesões. Na prática, às vezes é difícil diferenciar entre os escores 2 e 3 na imagem elastográfica [97]. Consequentemente, é necessário o desenvolvimento de um novo método que possa reduzir este viés tanto quanto possível [87].

O rácio de elasticidade, um método mais objetivo do que a pontuação de elasticidade, tem sido utilizado para discriminar semi-quantitativamente a dureza das lesões mamárias. Trata-se de um método simples, prático e fácil de aprender [144, 161, 162].

1.2.1.1. FLRouGLR

No nosso estudo, realizámos duas medidas do rácio de elasticidade, o rácio *gordura-lesão* (FLR) e o *rácio glândula-lesão* (GLR). Nossos resultados mostraram que tanto a FLR quanto a GLR de lesões malignas eram significativamente maiores do que as de lesões benignas *(p < 0,0001 para ambas).*

A RLF teve uma sensibilidade de 96,1% e uma especificidade de 93,3% no diagnóstico de lesões mamárias, enquanto a RLG teve uma sensibilidade de 72% e uma especificidade de 81,1% (tabela 115).

A comparação dos dois rácios mostrou que o FLR tinha um melhor desempenho diagnóstico do que o GLR (AUC, 0,990 vs 0,820,j9 < *0,0001).*

A gordura subcutânea foi considerada a estrutura mais adequada para o cálculo do rácio de elasticidade, uma vez que não é influenciada por outros factores como a densidade mamária, o estado hormonal, o ciclo menstrual e a lactação [85, 86, 96, 140, 163]. De acordo com Jung et al [164], os valores de FLR não foram influenciados pela posição da ROI no tecido adiposo de referência, independentemente da profundidade lesão.

Estudos anteriores mostraram que o tecido glandular e o tecido adiposo têm elasticidades diferentes. Num estudo in vitro, Krouskop et al [73] verificaram que o módulo de elasticidade do tecido glandular era significativamente mais elevado do que o do tecido adiposo. Num estudo in vivo utilizando elastografia por ondas de cisalhamento, Zhou et al [165] referiram que o tecido glandular era mais duro do que o tecido adiposo, tanto nos grupos benignos como nos malignos.

No estudo publicado por Zhou et al [166], o rácio lesão/tecido adiposo (com um valor de corte de 2,78) teve uma sensibilidade de 82,9% e uma especificidade de 75,6%, enquanto o rácio lesão/tecido glandular (com um valor de corte de 1,54) teve uma sensibilidade de 77,1% e uma especificidade de 69,9%.

No estudo de Graziano et al [167], o FLR (valor de corte de 3) teve uma sensibilidade de 71,1% e uma especificidade de 75%, resultados ligeiramente melhores do que os do GLR, que para um valor de corte de 2,15 teve uma sensibilidade de 83% e uma especificidade de 70,8%; no entanto, esta diferença não foi significativa.

Tabela 115. Desempenho de diagnóstico dos rácios de elasticidade FLR e GLR.

Autores	n	Parâmetros	Valor limiar	Sensibilidade	Específico
Zhou [166] 2014	**193**	**FLR**	**3,91**	**82,9%**	**75,6%**
		RLG	**2,15**	**77,5%**	**69,9%**
Graziano [167] 2017	**159**	**FLR**	**3,00**	**71,7%**	**75,0%**
		RLG	**2,15**	**83,0%**	**70,8%**
O nosso estudo	**375**	**FLR**	**3,67**	**96,1%**	**93,3%**
		RLG	**1,87**	**72.0%**	**81,1%.**

1.2.1.2. Rácio de elasticidade

Em geral, as lesões benignas da mama tinham um rácio de elasticidade mais baixo do que as lesões malignas. rácio de elasticidade médio das lesões benignas no nosso estudo foi de 2,10 + 1,18, o que foi significativamente inferior ao rácio de elasticidade médio das lesões malignas (32,74 ± 39,86), em concordância com outros estudos [85-87, 154-157, 159, 168-172] (Tabela 116).

Zhao et al [144] observaram que a média do coeficiente de elasticidade foi de 2,06 ± 1,27 para as lesões benignas e de 6,66 ± 4,62 para as lesões malignas, com uma diferença altamente significativa. Da mesma forma, no estudo de Menezes et al [157], o coeficiente de elasticidade médio das lesões benignas foi de 3,87 ± 3,52, significativamente menor que o das lesões malignas (8,99 ± 5,34).

A determinação de um valor de corte universal do rácio de elasticidade para diferenciar massas benignas de malignas é um dos maiores desafios na prática da elastografia. Vários estudos publicados anteriormente determinaram um valor de corte do rácio de elasticidade para uma melhor diferenciação de lesões benignas e malignas, mas estes estudos apresentaram valores de corte diferentes [85-87, 154-157, 158, 168-172].

Zhi et al [87] descobriram que o melhor valor de limiar para identificar com precisão as lesões malignas e benignas era 3,05, com uma sensibilidade de 92,4% e uma especificidade de 91,1%.

Do mesmo modo, Mu et al [173] verificaram que, com um valor limiar de 3,01, o rácio de elasticidade tinha uma sensibilidade de 79,8% e uma especificidade de 82,8%.

Os estudos foram efectuados em 2010-2011. A este respeito, uma meta-análise efectuada por Sadigh [123] avaliou 12 artigos de 3000 referências. O limiar do rácio de elasticidade para diferenciar os tumores malignos dos benignos variou entre 0,5 e 4,5. A sensibilidade média foi de 88%, com uma especificidade de 83%.

No nosso estudo, o valor de limiar foi fixado em 3,67, com uma sensibilidade de 96,1% e uma especificidade de 93,3%. Gheoneaet al [174] observaram uma sensibilidade de 93,3% e uma especificidade de 92,9%, para um valor de corte equivalente ao do nosso estudo (3,67). Um valor de corte mais elevado de 3,77 foi registado por Khamis et al [155] com uma sensibilidade de 93,3% e uma especificidade de 97,3%.

Apesar das diferenças significativas entre lesões malignas e benignas observadas na elastografia, algumas lesões tinham caraterísticas elastográficas enganadoras. Por exemplo, para três lesões malignas, os valores do rácio de elasticidade eram favoráveis à benignidade, estando abaixo do valor limite de 3,67. Todos os falsos negativos no nosso estudo corresponderam a um carcinoma NST infiltrante, um carcinoma micro-papilar e um carcinoma papilar intracístico.

Tardivon et al [92] também demonstraram que os falsos negativos na elastografia eram geralmente carcinomas ductais in situ ou carcinomas invasivos sem reação desmoplásica [175, 176]. Outros estudos demonstraram que os carcinomas lobulares ou NST, os carcinomas mucinosos ou os carcinomas ductais in situ também podem dar origem a casos de falsos negativos na elastografia [92, 160], sem que tenha sido demonstrada qualquer especificidade histológica [84].

No nosso estudo, 20 lesões benignas apresentavam valores de coeficiente de elasticidade favoráveis à malignidade, ou seja, superiores ao valor limiar de 3,67. Estas elastografias falso-positivas correspondiam a lesões benignas particulares (mastopatias fibrocísticas, adenomioepitelioma, papiloma, quisto epidérmico) ou com caraterísticas histológicas que poderiam explicar a sua dureza (tumores filodes, fibroadenomas, citosteatonecrose, mastite granulomatosa). Na maioria dos casos, a imagiologia em modo B era também suspeita (11 lesões BI-RADS 4, uma lesão BI-RADS 5) e não permitiu adiar a biópsia.

Um estudo de Thomas et al [86] sugeriu que um valor de limiar mais baixo para o rácio de elasticidade (2,45) poderia melhorar a sensibilidade deste método, reduzindo assim o número de resultados falso-negativos. Para identificar corretamente todos os cancros da mama no nosso estudo, seria necessário um limiar de razão de elasticidade inferior a 2,66 para atingir uma sensibilidade de 100% e uma especificidade de 83,8%. Para atingir 100% de especificidade, seria necessário um limiar de elasticidade superior a 5,94, com uma sensibilidade de 86%.

Tabela 6. Desempenho de diagnóstico do rácio de elasticidade de acordo com as séries publicadas.							
Autores	n	Valor limiar	Sensibilidade	Específico	VPP	VPN	Exatidão
Thomas [86] 2010	227	2,45	90%	88%	88,8%	90%	89,4%
Kumm [177] 2010	310	2,45	79%	76%	57%	90%	77%
Zhi [87] 2010	559	3,05	92,4%	91,1%	78,2%	97,2%	91,4%
Lee [142]2011	315	2	68,8%%	64,8%	26%	92%	NP
Yerli [141] 2011	78	3.52	80%	93%	80%	93%	90%
Cho [96] 2011	99	2,24	95%	75%	48,7%	98,3%	78,8%
Farrokh [85] 2011	117	2,9	92,6%	95,2%	94,3%	93,7%	94%
Gheonea [174] 2011	58	3,67	93,3%	92,9%	NP	NP	NP
Stachs[135] 2013	224	2	90,70%	58,2%	70,3%	88,1%	75,1%
Stoian [154] 2016	175	4,88	86,5%	90,4%	88,9%	88,2%	88,5%
Menezes [157] 2016	100	4,72	92%	74,6%	NP	NP	NP
Redling [168] 2016	164	2,5	57%	83%	68%	75%	NP
Balçik [169] 2016	135	4,52	85,5%	84,8%	85,5%	84,8%	85,2%
Seo [171]2017	45	2,63	95%	88%	NP	NP	NP
Bojanic [159] 2017	117	3,5	87,5%	87,6%	75,5%	93,8%	89,9%
Arslan [158] 2017	81	2,84	78,9%	90,7%	88,2%	82,9%	85,1%
Khamis [155] 2017	120	3,77	93,3%	97,3%	95,5%	96,1%	95,8%
Zhao [172] 2018	1071	2,98	86,9%	86,6%	NP	NP	NP
Dawood [170] 2018	40	3	96,7%	100%	NP	NP	NP
O nosso estudo	375	3,67	96,1%	93,29%	78,72%	98,93%	93,87%
NP: Não especificado							

1.2.2. Rácio de dimensão

Uma caraterística importante dos tumores malignos, que aparecem maiores na imagem elastográfica do que na ultrassonografia de modo B [178-180]. Isto pode resultar da infiltração local de células cancerígenas que nem sempre é evidente na ecografia de modo B.

Na nossa série, as lesões malignas tinham um rácio de tamanho mais elevado do que as lesões benignas. O índice médio de tamanho das lesões malignas foi de 1,23 + 0,22, significativamente maior do que o das lesões benignas, 0,99 + 0,05 *(p < 0,0001),* em concordância com outros estudos [89, 65, 157] (tabela 117).

Menezes et al [157] verificaram que a média do índice de tamanho para lesões malignas foi de 1,13 ± 0,36 e 1,02 ± 0,25 para lesões benignas, com uma diferença altamente significativa *(p < 0,0001).* Além disso, no estudo de Leong et al [65], o índice médio de tamanho das lesões malignas foi significativamente maior do que o das lesões benignas (1,75 ± 0,72 vs 1,04 ± 0,39,j9 < *0,0001).*

Barr et al [142], num estudo multicêntrico que incluiu 222 lesões malignas e 431 lesões benignas, demonstraram que as lesões benignas e malignas podem ser distinguidas pelo rácio de tamanho. Um rácio de dimensão superior a 1 foi encontrado em 219 lesões malignas de 222, e um rácio de dimensão inferior a 1 foi encontrado em 361 lesões benignas de 431, dando uma sensibilidade de 98,6% e uma especificidade de 87,4%.

O nosso estudo, para um valor de corte do rácio de tamanho de 1,045, mostrou uma sensibilidade de 87,01%, uma especificidade de 93,29%, um VPP de 91,78%, um VPN de 96,69% e uma exatidão de 95,73%.

Barr et al [89] apresentaram resultados semelhantes aos do nosso estudo. Noutra série de 251 lesões, 197 eram benignas e 54 malignas. Das 54 lesões malignas, todas tinham um rácio de tamanho igual ou superior a 1. Das 197 lesões benignas, 187 tinham um rácio de tamanho inferior a 1 e 10 lesões benignas tinham um rácio de tamanho superior a 1. Os autores encontraram uma sensibilidade de 100%, uma especificidade de 95%, um VPP de 84%, um VPN de 100% e uma exatidão de 96%.

Leong et al [65], para um valor limiar de rácio de dimensão de 1,1, encontraram uma sensibilidade de 92%, uma especificidade de 69%, um VPP de 48%, um VAL de 96,7% e uma exatidão de 74,5%.

No nosso estudo, dos dez rácios de tamanho falso-negativos, cinco eram carcinomas NST infiltrantes, um carcinoma cribriforme, um carcinoma intracístico papilar, um carcinoma coloide e dois carcinomas intracanais.

Entre os 10 falsos negativos elastográficos encontrados, um cancro do tipo coloide, um cancro intracístico papilar e dois cancros in situ para os quais o rácio de tamanho era inferior ao valor limiar é explicado pelo facto de, nestas primeiras quatro lesões, não haver reação fibrosa desmoplásica.

Dos 5 falsos negativos correspondentes a carcinomas infiltrantes do NST, quatro eram de grau II e III, rapidamente progressivos e não desenvolveram reação do estroma [175, 176].

Os falsos positivos no nosso estudo incluíram três casos de mastite granulomatosa, uma lesão de citoesteatonecrose, um abcesso e um adenomioepitelioma.

Destes 6 falsos positivos, 5 lesões eram de origem inflamatória (3 mastites granulomatosas, citosteatonecrose, abcesso) em que se organiza um infiltrado inflamatório periférico rico em macrófagos e células gigantes, evoluindo posteriormente para fibrose, o que explica os valores elevados da relação de tamanho.

Tabela 117. Desempenho diagnóstico do rácio de dimensão de acordo com as séries publicadas.

Autores	n	Valor limiar	Sensibilidade	Específico	VPP	VPN	Exatidão
Leong [65] 2010	110	1,1	92%	69%	48%	96,7%	74,5%
Barr [89] 2010	251	1	100%	95%	84,4%	100%	96%
Menezes [157] 2016	100	1,19	84%	85,33%	NP	NP	NP
O nosso estudo	375	1,045	87,01%	97,99%	91,78 %	96,69 %	95,73%

NP: Não especificado

1.3. Comparação do desempenho dos parâmetros elastográficos

Os resultados do nosso estudo mostraram que a pontuação de elasticidade, o rácio de elasticidade e o rácio de tamanho têm excelentes desempenhos de diagnóstico na diferenciação de massas benignas e malignas. O valor da AUC foi de 0,936 para o índice de elasticidade, 0,947 para o rácio de elasticidade e 0,925 para o rácio de tamanho. A sensibilidade, a especificidade, o VPP, o VPN e a exatidão do índice de elasticidade foram de 89,61%, 97,65%, 90,79%, 97,32% e 96%, respetivamente, para o rácio de elasticidade os valores foram de 96,1%, 93,29%, 78,72%, 98,93% e 93,87%, respetivamente, e para o rácio de tamanho foram de 87,01%, 97,99%, 91,78%, 96,69% e 95,73%, respetivamente. No entanto, não se registaram diferenças significativas entre os três métodos.

Khamis et al [155] também encontraram um elevado desempenho de diagnóstico para a pontuação e o rácio de elasticidade, sem diferença significativa entre os dois métodos. A sensibilidade, a especificidade, o VPP, o VAL e a precisão do índice de elasticidade foram de 100%, 88%, 83,3%, 100% e 92,5%, respetivamente, e para o rácio de elasticidade foram de 93,3%, 97,3%, 95,5%, 96,1% e 95,8%, respetivamente.

Mutala [181] comparou o desempenho diagnóstico da pontuação e do rácio de elasticidade e concluiu que o rácio de elasticidade era altamente preciso na diferenciação de massas benignas e malignas, mas não houve diferença significativa entre os dois parâmetros.

Apesar do facto de os parâmetros elastográficos terem desempenhos diagnósticos comparáveis, cálculo do rácio de elasticidade parece ser obrigatório, particularmente para grandes massas e para diferenciar entre os valores de elasticidade 3 e 4 [173].

Em contraste, o estudo de Jung [164] avaliou o rácio de dimensão, o rácio de elasticidade e a pontuação de elasticidade e concluiu que o rácio de elasticidade apresentou o melhor desempenho de diagnóstico dos três parâmetros elastográficos.

Menezes et al [157] compararam 4 parâmetros elastográficos, nomeadamente o índice de elasticidade, o rácio de elasticidade, o rácio de tamanho e o rácio de superfície. Demonstraram que o índice de elasticidade tinha o melhor desempenho de diagnóstico dos 4 parâmetros.

Yerli et al. apresentaram um estudo com 78 lesões para determinar se a combinação do escore de elasticidade e do índice de elasticidade era útil na diferenciação entre lesões benignas e malignas [141]. Concluíram que, após a avaliação pelo índice de elasticidade da elastografia, a utilização adicional do rácio de elasticidade não contribuiu para a diferenciação entre lesões benignas e malignas.

2. Desempenho diagnóstico da elastografia e do modo de ultrassom B

No nosso estudo, a ecografia modo B teve uma sensibilidade maior do que a elastografia (100% vs 89,*61%,p = 0,01*). Por outro lado, a elastografia teve uma especificidade maior do que a ultrassonografia modo B (97,65% vs 25,5%,j9 < *0,0001).* Estes resultados estão de acordo com estudos prévios [68, 157, 158] em que a elastografia apresentou melhor especificidade (variou de 82,7% a 98,5%) do que a ecografia modo B (variou de 7,1% a 87,1%) (tabela 117).

O estudo de Itoh et al [84], com 111 lesões, encontrou uma sensibilidade de 96,2% e uma especificidade de 62,7% para a ecografia modo B. Por outro lado, para a elastografia com um valor limite entre os scores 3 e 4, encontrou uma sensibilidade de 86,5% e uma especificidade de 89,8%.

Arslan et al [158] compararam a elastografia com a ecografia de modo B. Foram estudadas 81 lesões. A elastografia teve uma especificidade maior do que o ultrassom de modo B (90,7% vs ll,6%,j9 < *0,0001*). A sensibilidade foi inferior à da ecografia modo-B (100% vs 78,9%, *p < 0,0001).*

Zhi et al [87] compararam a elastografia e a ecografia de modo B na diferenciação de lesões mamárias benignas e malignas. Estudaram 401 lesões (246 benignas, 155 malignas) utilizando a pontuação de elasticidade concebida por Itoh et al [84]. A elastografia teve uma especificidade mais elevada do que a ecografia em modo B (91,9% vs 68,3%, p < 0,0001). A precisão diagnóstica e o VPP foram maiores do que a ultrassonografia modo B, 84,4% vs 76,8% e 86,2% vs 64,2%, respetivamente. Enquanto a sensibilidade e o NPV foram inferiores aos da ecografia em modo B (90,3% vs 72,3% e 91,8% vs 84,1%, respetivamente).

Balçik et al [169], num estudo de 135 lesões, observaram uma sensibilidade de 98,5% e uma especificidade de 56,2% para a ecografia modo B. Por outro lado, para a elastografia com um valor limite entre os scores 3 e 4, encontraram uma sensibilidade de 80% e uma especificidade de 90,8%.

Tabela 118. Desempenho diagnóstico do índice de elasticidade de acordo com as séries publicadas.

Autores	η	Técnica	Sensibilidade	Específico	VPP	VPN
Itoh [84] 2006	111	Modo US B	92,2%	62,7%	NP	NP
		UTILIZAÇÃO	86,5%	89,8%	NP	NP
Zhi [87] 2010	401	Modo US B	90,3%	68,3%	64,2%	91,8%
		UTILIZAÇÃO	73,3%	91,9%	86,2%	91,2%
Tardivon [92] 2007	122	Modo US B	98,4%	47,5%	65,2%	96,9%
		UTILIZAÇÃO	78,7%	86,9%	85,7%	80,3%
Raza [126] 2010	188	Modo US B	100%	7,1%	34,1%	100%
		UTILIZAÇÃO	83,6%	87,4%	76,15	91,7%
Thomas [98] 2006	108	Modo US B	91,8%	78%	NP	NP
		UTILIZAÇÃO	77,6%	91,5%	NP	NP
Zhu [121] 2008	139	Modo US B	94,2%	87,1%	NP	NP

		UTILIZAÇÃO	85,5%	88,6%	NP	NP
Hatzung [182] 2010	97	Modo US B	97%	82%	71%	98%
		UTILIZAÇÃO	71%	89%	79%	92%
Yerli [141] 2011	78	Modo US B	87,5%	72,6%	45,2%	95,7%
		UTILIZAÇÃO	80%	95%	84%	93%
Redling [168] 2016	164	Modo US B	95%	81%	76%	96%
		UTILIZAÇÃO	39%	94%	82%	71%
Balçik [169] 2016	135	Modo US B	98,5%	56,2%	71,1%	97,2%
		UTILIZAÇÃO	80%	90,8%	90,3%	80,8%
Menezes [157] 2016	100	Modo US B	100%	70,66%	53,19%	100%
		UTILIZAÇÃO	100%	82,7%	65,8%	100%
Areslan [158] 2017	81	Modo US B	100%	11,6%	50%	100%
		UTILIZAÇÃO	71,1%	97,7%	96,4%	79,2%
O nosso estudo	375	Modo US B	100 %	25,5 %	25,75%	100 %
		UTILIZAÇÃO	89,61%	97,7%	90,8%	97,32%

NP: Não especificado

3. Desempenho diagnóstico de combinações de ultrassom de modo B com diferentes parâmetros elastográficos.

O léxico BI-RADS é um sistema de classificação de imagens de ultrassom de acordo com suas caraterísticas morfológicas [10]. Este sistema de classificação apenas descreve as caraterísticas morfológicas das lesões com valores de sensibilidade elevados, mas os valores de especificidade do BI-RADS de ultra-sons ainda estão abaixo do nível desejado.

A elastografia pode ser utilizada em combinação com a ecografia de modo B para melhorar o desempenho diagnóstico. Assim, para além do carácter morfológico obtido pelo BI-RADS, a elastografia pode informar-nos sobre a dureza das lesões [183].

Hao et al [184] combinaram a pontuação de elasticidade com a classificação BI-RADS, tendo demonstrado uma melhoria na especificidade de 48,7% para 82,1%, no VPP de 56,1% para 77,8% e na exatidão de 68,8% para 77,8%.

Noutro estudo de Zhi et al [185], os autores combinaram a ecografia de modo B com a elastografia e mostraram que a elastografia melhorou a especificidade, o VPP e a precisão da ecografia de modo B isolada de 68,3% para 87,8%, de 64,2% para 76,5% e de 76,8% para 86,3%, respetivamente.

Num estudo multicêntrico de Lee et al [186], os autores avaliaram a combinação da ecografia em modo B com a elastografia como parte do rastreio em mulheres com mamas densas, observando que a combinação reduziu a taxa de falsos positivos e, consequentemente, melhorou a especificidade de 27% para 74% e o VPP de 8,9% para 20,3%.

Arslan et al [158] combinaram separadamente o índice de elasticidade e o rácio de elasticidade com a ecografia de modo B e concluíram que a combinação de elastografia qualitativa ou quantitativa melhorava o desempenho de diagnóstico da ecografia de modo B isolada. A combinação de ultrassom e escore de elasticidade melhorou a especificidade de 11,6% para 97,7%, o VPP de 50% para 97,1% e a precisão de 53% para 92,5%.

Além disso, a combinação do rácio ultrassom-elasticidade aumentou a especificidade, o VPP e a precisão do ultrassom de modo B, respetivamente, em 11,6% a 93%, 50% a 91,9% e 53% a 91,3%.

O nosso estudo está de acordo com os resultados da literatura. O uso combinado do escore de elasticidade com a ultrassonografia em modo B melhorou significativamente a AUC de 0,628 para 0,936, a especificidade de 25,5% para 97,65%, o VPP de 25,75% para 90,79% e a acurácia de 40,8% para 96% (allj9 < *0,0001*). Ao adicionar o rácio de elasticidade à combinação da pontuação de elasticidade com a ecografia de modo-B, esta combinação aumentou a especificidade e o VPP para 98,32% e 90,79%, respetivamente.

Comparando o desempenho de diagnóstico das diferentes combinações do modo de ultrassom com os parâmetros qualitativos e quantitativos da elastografia, a combinação dos três parâmetros da elastografia com o modo de ultrassom revelou um desempenho de diagnóstico muito elevado com uma especificidade de 98,66% e um VPP de 94,12% em comparação com as outras combinações e o modo de ultrassom isolado.

No entanto, graças ao nosso método que combina a ecografia de modo B com os parâmetros qualitativos e quantitativos da elastografia, o número de falsos positivos seria reduzido de 222 para 4.

No nosso estudo, 190 das 192 massas classificadas como BI-RADS 4a podiam ser desclassificadas para BI-RADS 3 se apresentassem resultados negativos para os três parâmetros elastográficos. O número de lesões corretamente desclassificadas para BI-RADS 3 seria de 176 em 190, ou seja, 92,63% das lesões classificadas como BI-RADS 4a. Isto poderia reduzir o número de falsos positivos e, consequentemente, o número de biopsias desnecessárias, que representaram 79,28% (176/222) das biopsias efectuadas no nosso estudo. Nossos resultados estão de acordo com os na literatura [184, 185, 187, 188].

O estudo de Cho [189] relatou que 44% das biópsias de lesões benignas classificadas como BI-RADS 4a e com pontuação inferior a 2 poderiam ter sido evitadas.

Yi et al [187] referiram que 38,2% (485 em 1269) das biopsias de lesões benignas eram inúteis.

Na nossa série, nenhuma lesão maligna foi desclassificada para BI-RADS 3. Para o efeito, sugerimos que as massas classificadas como BI-RADS 3 e 4a que apresentassem resultados negativos para os três parâmetros elastográficos fossem desclassificadas para BIRADS 2. Reduzimos em 98,01% a vigilância a curto prazo recomendada para as lesões benignas. O nosso estudo é semelhante ao de Lee et al. [186] que demonstraram que a utilização combinada de ultra-sons em modo B e elastografia reduziu o número de biópsias desnecessárias em 57,76% para lesões benignas e o seguimento a curto prazo em 89,32%.

4. Desempenho em função da palpabilidade

No nosso estudo, a palpabilidade não afectou a especificidade da elastografia (massas não-palpáveis 84,86% vs massas palpáveis 83,75%,j9 = *0,85*). Este facto corrobora o estudo de Yoon et al [143], que refere não haver diferença significativa entre imagens elastográficas concordantes e discordantes de lesões palpáveis e não-palpáveis ($p > 0,05$).

5. Desempenho em função da visibilidade da lesão na mamografia

Há muito poucos estudos na literatura sobre as três de imagem, mamografia, ultrassom e elastografia [93, 190, 191].

No nosso estudo, observámos que a dureza das lesões estava correlacionada com a visibilidade das lesões na mamografia ($p < 0,0001$) e que a especificidade da combinação ultra-sons-elastografia não foi afetada pela visibilidade das lesões na mamografia ($p = 0,58$).

Mohey et al [190] verificaram que a sensibilidade da mamografia (72,7%) isolada era maior do que a da ultrassonografia em modo B (69,7%) ou da elastografia (69,7%). A especificidade da elastografia (95,1%) foi maior do que a da mamografia (86,4%) e da ultrassonografia (72,8%). A combinação ultrassom-elastografia obteve os melhores resultados para a deteção do cancro (sensibilidade de 90,9%, especificidade de 95,1% e precisão de 93,8%).

6. Desempenho em função tamanho da lesão

= No nosso estudo, a especificidade foi menor para lesões maiores (78,03% vs 89,76%,^ 0,*006).*

O nosso estudo está de acordo com Liu et al [192], que referiu que quando o tamanho do tumor é pequeno, a diferença de dureza entre as lesões benignas e o tecido mamário é pequena e, consequentemente, os valores da pontuação e do rácio de elasticidade são baixos.

A maioria das pequenas lesões malignas não contém necrose interna e a dureza das lesões é relativamente homogénea. Como resultado, a taxa de falsos negativos é menor com a elastografia. Em lesões de grandes dimensões, podem estar presentes calcificações, fibrose e necrose, o que pode resultar numa dureza irregular, responsável por falsos negativos [193, 194].

7. Desempenho em função da profundidade

A profundidade da lesão não parece afetar o desempenho de diagnóstico da combinação ultrassom-elastografia *(p~l).*

Yoon et al [143] não encontraram diferença significativa entre a profundidade da lesão e o desempenho da elastografia.

Carlsen et al [195] avaliaram os escores de elasticidade de alvos de diferentes profundidades usando elastografia estática e elastografia por ondas de cisalhamento e observaram que a AUC da elastografia estática era maior do que a da elastografia por ondas de cisalhamento e que a profundidade influencia apenas a velocidade das ondas de cisalhamento. Uma vez que a profundidade da massa não afecta a elastografia estática, esta é potencialmente mais vantajosa do que a elastografia de ondas de cisalhamento no diagnóstico de massas mamárias.

8. Correlações entre os resultados histológicos e os parâmetros elastográficos

8.1. Tipo histológico

8.1.1. Lesões benignas

Nos tumores fibro-epiteliais, os fibroadenomas apresentaram valores significativamente mais baixos de razão de elasticidade do que os filódios (1,97 + 1,14 vs 2,54 + 0,83,j9 = *0,001*), indicando que os fibroadenomas são menos duros do que os filódios. Estes resultados estão de acordo com estudo de Li et al. onde o rácio de elasticidade médio para os fibroadenomas foi de 1,69 + 0,88 e para os tumores filodes foi de 3,19 ± 2,33, $p < 0,001$. Tal como Kim et al. também encontraram na elastografia de ondas de cisalhamento, a elasticidade média dos fibroadenomas e dos tumores filodes foi de 15,8 kPa vs 66,7 kPa, respetivamente, $p < 0,01$ [196, 197]. Os tumores phyllodes são histologicamente caracterizados por um estroma mais abundante e celular do que os fibroadenomas [151,198]. Consequentemente, os tumores phyllodes tendem a ser mais duros do que os fibroadenomas.

Relativamente aos grupos histológicos, de acordo com a quantidade de celularidade estramal, os nossos resultados mostraram que os fibroadenomas moderadamente celulares eram mais duros do que os fibroadenomas pouco celulares, sendo que quanto mais aumentava a celularidade estramal maior era o rácio de elasticidade (pouco celular = 1,88 + 1,15, moderadamente celular = 2,33 + 1,03 e muito celular = 2,53 + 0,83,j9 = *0,002*). Alguns fibroadenomas com baixa celularidade estramal tendem a ser duros à elastografia, o que pode estar relacionado com a presença de elevados níveis de fibrose estramal e calcificações (fig. 82). A razão pela qual o valor do coeficiente de correlação foi moderado pode estar relacionada com a falta de sensibilidade da elastografia para refletir claramente a quantidade de celularidade estramal.

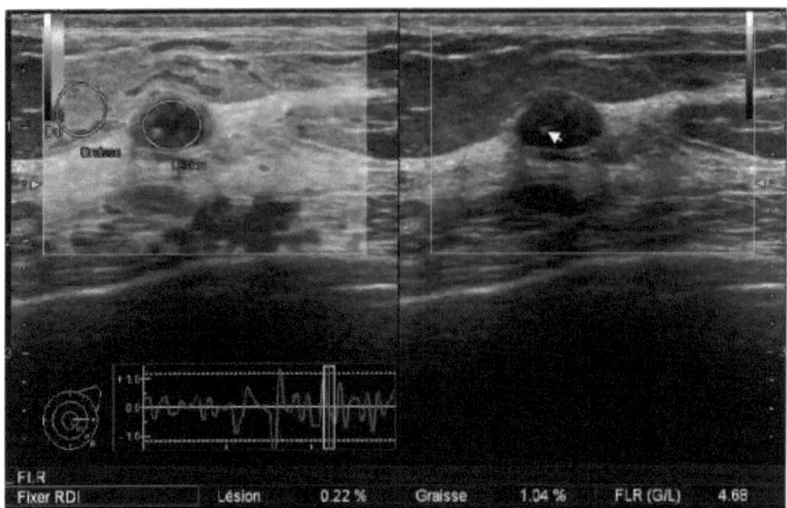

Fig. 82: Adenofibroma de baixa celularidade numa mulher de 61 anos. Imagem de elastografia. Massa com calcificações (seta), dura na elastografia com um rácio de elasticidade calculado de 4,68.

8.1.2. Lesões malignas

8.1.2.1. Carcinoma in situ versus carcinoma invasivo

Vários estudos anteriores demonstraram que os carcinomas invasivos tendem a ser mais duros do que os carcinomas in situ [199-205].

Bae JS et al [202] compararam 70 carcinomas ductais in situ com 50 carcinomas NST infiltrantes e encontraram valores de elasticidade mais elevados para os carcinomas NST infiltrantes do que para os carcinomas ductais in situ, respetivamente 118,71 ± 70,5 kPa vs 74,8 ± 47,4 kPa$_{5j}$p < *0,0001.*

Mais recentemente, Shin J et al [201] também registaram valores de elasticidade mais elevados nos carcinomas NST infiltrantes do que nos carcinomas ductais in situ (119,04 ± 73,32 kPa vs 85,33 ± 66,1 kPa$_{5j}$p = *0,041).*

Este facto está de acordo com o nosso estudo, em que o rácio de elasticidade médio para os carcinomas infiltrantes foi de 33,30 + 40,24 e de 12,02 + 4,58 para os carcinomas in situ *(p < 0,0001).*

A dureza dos carcinomas infiltrantes é elevada. Este facto deve-se em parte à matriz fibrosa extracelular produzida pelos fibroblastos. Inicialmente, a matriz extracelular foi considerada como uma estrutura de suporte passiva, mas está longe de ser uma estrutura que serve apenas para ancorar as células. É capaz de desempenhar um papel ativo, enviando sinais às células y residentes e modulando o seu comportamento através da ativação de cascatas de sinalização via receptores de adesão ou modulando o acesso a certas moléculas que a compõem [206]. A influência da matriz extracelular sobre as células epiteliais não se exerce apenas através de moléculas de sinalização. Com efeito, os trabalhos de Weaver et al [207] mostram que quanto mais rígida é a matriz, maior é o aumento do crescimento das células epiteliais, a alteração das proteínas de adesão e a perda de polaridade. A fibrose associada ao cancro é elevada nos cancros invasivos e metastáticos [208-211] (fig. 83).

Hao et al [212] estudaram prospectivamente o score de elasticidade de 300 lesões mamárias, 185 das quais eram malignas e 115 benignas, correlacionando a percentagem de expressão do antigénio a-SMA (Alpha Smooth Muscle Actin) em células miofibroblásticas utilizando imunohistoquímica. Descreveram uma correlação positiva entre a expressão do antigénio α-SMA e o score de elasticidade (r = 0,487, *p < 0,0001).*

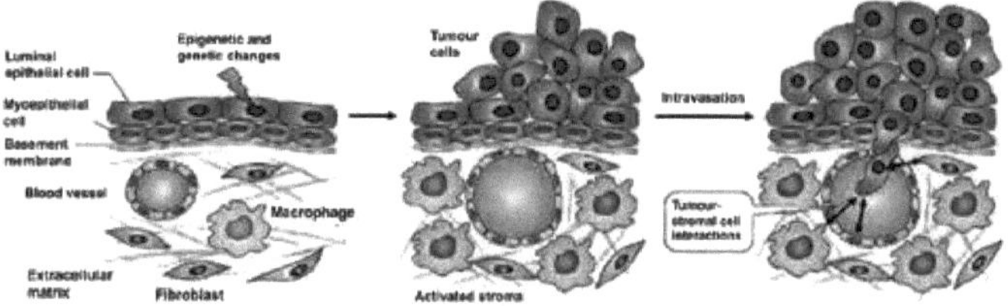

Fig. 83. Representação clássica do estroma tumoral. Inicialmente composto por vários tipos de células, como macrófagos, fibroblastos e vasos sanguíneos, o estroma sofre grandes alterações à medida que o tumor progride. Os fibroblastos tornam-se mais activos, transformando-se em miofibroblastos, e o número de macrófagos aumenta, levando a uma maior secreção de factores de crescimento, componentes da matriz extracelular e metaloproteinases [213].

8.1.2.2. Tipos histológicos

No nosso estudo, os carcinomas lobulares foram mais duros do que outros tipos histológicos com um rácio de elasticidade médio de 53,40 + 51,81 vs carcinomas infiltrantesNST de 34,55 + 40,43, mas sem diferença significativa *(p = 0,16).* Vários estudos não encontraram diferenças na elastografia entre os carcinomas lobulares infiltrantes e outros tipos de cancro da mama [200, 214, 215].

Jin Y et al [214] apresentaram um valor médio de elasticidade para carcinomas lobulares infiltrantes de 66,12 ± 25,78 em comparação com um rácio de elasticidade médio de 82,54 ± 15,64 para carcinomas NST infiltrantes *(p = 0,13).*

No estudo de Vinnicombe SJ [215], 96,30% dos carcinomas lobulares infiltrantes e 94,32% dos carcinomas NST infiltrantes tinham valores de elasticidade superiores a 50 kPa *(p = 0,61).*

No entanto, dois estudos referem uma maior dureza na elastografia para os carcinomas lobulares infiltrantes do que para os cancros infiltrantes não específicos. Brkljacié et al [216], comparando 75 carcinomas infiltrantes do NST e 40 lobulares infiltrantes, verificaram que os carcinomas lobulares infiltrantes apresentavam uma elasticidade média mais elevada do que os carcinomas infiltrantes do NST, respetivamente 180,41 + 27,06 kPa vs 162,20 + 37,46 kPa,j9 < *0,05.* De forma semelhante, Evans et al [217] registaram de elasticidade significativamente mais elevados para os carcinomas lobulares infiltrantes do que para os carcinomas NST infiltrantes, respetivamente 181 + 67 kPa vs 139 + 56 kPa, *(p < 0,0001).*

Em geral, os resultados relatados na literatura são variáveis. Em todo o caso, a elastografia parece ser uma ferramenta particularmente interessante para aumentar a sensibilidade da ecografia na deteção de carcinomas lobulares infiltrantes, destacando por vezes áreas de dureza suspeita mesmo quando não existe uma anomalia claramente identificável na ecografia em modo B [218].

Na nossa série, os carcinomas lobulares apresentaram os valores mais elevados de razão de tamanho em comparação com os outros tipos histológicos *(p < 0,0001).* Estes resultados são consistentes com o estudo de Grajo JR et al [219] que encontrou um rácio de tamanho para carcinomas lobulares infiltrantes de 1,8 + 0,3 comparado com o dos carcinomas NST infiltrantes de 1,5 + 0,07 (p < 0,0001). Estes resultados também corroboram as caraterísticas histológicas particulares dos carcinomas lobulares infiltrantes, que são constituídos por células pequenas, redondas, não coesas, isoladas ou em "fila indiana", com tendência a infiltrar-se no tecido mamário adjacente, sem destruir as estruturas anatómicas ou provocar uma reação desmoplásica franca [220]. Este facto sugere que a elastografia reflecte melhor a extensão das lesões.

8.1.3. Grau histopronóstico

Na nossa série, os tumores de Grau III foram significativamente associados aos valores mais elevados do rácio de elasticidade (rácio de elasticidade médio, Grau I de 10,12 ± 5,44, Grau U de 33,10 ± 36,55, Grau Ш de 55,03 ± 62,18,p = *0,017).*

Existem resultados controversos relativamente à correlação entre o grau histológico e a elastografia. Embora alguns constatado que os tumores de baixo grau têm os valores de elasticidade mais elevados.

Numa série de 291 cancros invasivos, Jin Y et al [214] verificaram que valores elevados do rácio de elasticidade estavam correlacionados com graus histológicos baixos (Grau 1: 88,58 ± 13,79, Grau II: 87,80 ± 9,90, Grau III: 65,68 ± 18,02, p < *0,0001).*

= = Do mesmo modo, Durhan G et al [221] também correlacionaram o grau histológico elevado com os valores mais baixos do rácio de elasticidade (Grau 1: 20,56 ±4,1, Grau II: 23,7 ± 5,7, Grau III: 11,7 ± 5,1; Grau Ш-П,ρ 0,*01* ■ Grau Ш-I,ρ 0,*2).*

Por outro lado, no estudo de Evans et al, os autores verificaram que o grau III estava significativamente associado aos valores mais elevados de dureza (valor mediano de 143 kPa). A diferença de dureza foi mais acentuada entre os graus I e II (85 e 139 kPa, respetivamente) do que entre os graus II e III [217].

Chang et al., numa série de 337 cancros invasivos, também encontraram uma correlação entre um grau tumoral elevado e valores de elasticidade elevados (Grau 1: 117,2 ± 53 kPa, Grau II: 132 ± 57,7 kPa, Grau III: 165 ± 52,4 kPa; *p< 0,0001*) [222].

Grajo JR et al. demonstraram que os carcinomas infiltrantes NST de grau III apresentavam valores do rácio de elasticidade mais elevados do que os NST de grau I e II (*p<0,0001*) [219].

Estudos biofísicos in vitro demonstraram que a dureza dos tumores está associada à proliferação dos mesmos [223-226].
De acordo com Lee et al, os tumores de grau III são mais duros, devido à sua maior celularidade tumoral [227].
São necessários mais estudos para resolver estas discrepâncias.

8.1.4. Receptores hormonais

A presença de receptores hormonais tem um bom prognóstico e indica que um tumor é sensível às hormonas. A sua ausência tem um pior prognóstico; os tumores com receptores negativos respondem melhor à quimioterapia.
No nosso estudo, os tumores negativos para receptores hormonais eram mais duros do que os tumores positivos para receptores (recetor de estrogénio, *p = 0,001 e* recetor de progesterona, *p = 0,007).*
Chang et al. estudaram retrospetivamente a dureza de cancros invasivos utilizando elastografia e correlacionando o estado dos receptores, e encontraram uma associação significativa entre a elasticidade média e a negatividade dos receptores de estrogénio (elasticidade média de 167 kPa para cancros com receptores negativos e 138,7 kPa para cancros com receptores positivos, j9 < *0,015*), enquanto a correlação não foi significativa para os receptores de progesterona [222]. Do mesmo modo, Youk et al [228], numa série de 166 cancros invasivos, verificaram que os valores elevados de elasticidade se correlacionavam com receptores de estrogénio e progesterona negativos (respetivamente, 162,1 ± 52 vs 139,6 ± 47,8,j9 = *0,015;* 162,5 ± 48,8 vs 136,6 ± 48,7,^ = *0,002).*
Em contrapartida, Ganau e Hayashi não encontraram qualquer diferença significativa entre os valores de elasticidade e os receptores hormonais [229, 230].

8.1.5. Sobreexpressão de HER2

A sobreexpressão do HER2 é um fator de mau prognóstico, um fator preditivo de resposta às terapias anti-HER2 e um fator preditivo de resistência relativa ao tratamento hormonal (por cruzamento entre as vias de transdução dos receptores de estrogénio e HER2). Este subtipo de cancro beneficia de terapias "orientadas", tratamentos dirigidos contra anomalias moleculares relativamente específicas nas células cancerosas, neste caso moléculas que visam a família de receptores HER2.
Alguns estudos investigaram a correlação entre a elastografia e a sobreexpressão do recetor HER2 [223,230,231] e concluíram que não havia diferença significativa entre a dureza e a sobreexpressão do HER2. Encontrámos resultados semelhantes (todos os parâmetros elastográficos *p > 0,05).*

8.1.6. Ki 67

O índice Ki-67 é utilizado para avaliar a taxa de proliferação das células tumorais, que é um dos parâmetros de prognóstico mais importantes no cancro da mama [1].
O índice Ki-67 é determinado imunohistoquimicamente contagem da percentagem de células marcadas positivamente com o antigénio Ki-67, utilizando o anticorpo MIB-1 [232].

O valor médio de células Ki-67 positivas nos tumores da mama é de 15%. Este valor correlaciona-se com o grau, atingindo os valores mais elevados nos tumores pouco diferenciados [233].

O Ki-67 é um marcador essencial para distinguir entre luminal A e B e, consequentemente, o tipo de tratamento. Poderão ser úteis informações adicionais de imagiologia sobre o estado do Ki-67.

Liu et al. estudaram retrospetivamente a dureza de 82 cancros invasivos luminais na elastografia, correlacionando o estado do Ki-67. Descreveram uma associação significativa entre o rácio de elasticidade médio e um Ki-67 elevado, maior ou igual a 14 (rácio de elasticidade médio de 5,83 para cancros com um Ki-67 elevado e 4,72 para cancros com um Ki-67 baixo$_{5j}$p = *0,003*) [234].

Em contrapartida, Ganau e Hayashi não encontraram uma diferença significativa entre os valores de elasticidade e o Ki-67 [229, 230]. Os nossos resultados são semelhantes aos deles (todos os parâmetros elastográficos $p > 0,05$).

São necessários mais estudos com uma amostra de maior dimensão.

8.1.7. Classificação molecular

O cancro da mama é uma doença heterogénea com subgrupos clinicamente relevantes com o seu próprio impacto prognóstico [235].

Na última década, expressão permitiram definir tumores com diferentes prognósticos, abrindo caminho para estratégias terapêuticas adaptadas ao perfil do tumor e até mesmo prever se haverá ou não uma resposta à quimioterapia.

Na imagiologia, para além de caraterizar uma massa e classificá-la como uma categoria ACR BI-RADS, está a tornar-se importante conhecer as caraterísticas preditivas de um subtipo de tumor agressivo, a fim organizar o tratamento mais rápido possível para o doente.

Nos últimos anos, foram realizados vários estudos avaliar a relação entre a dureza do tumor medida por elastografia e os subtipos moleculares do cancro da mama invasivo [214, 217, 221, 222, 219, 229-234, 236-240]. Estes estudos revelaram resultados divergentes.

No nosso estudo, os cancros triplo-negativos foram os mais duros em comparação com as outras classes moleculares e o subtipo luminal A foi o menos duro em comparação com os outros subtipos moleculares ($p = 0,014$). Os cancros com um elevado potencial evolutivo (HER 2 e triplo-negativo) apresentaram uma maior dureza da lesão do que os cancros com um baixo potencial evolutivo (luminal A e B).

Os nossos resultados estão de acordo com os relatados Chang et al [222] que avaliaram 377 doentes com cancro da mama invasivo e os seus valores médios de elasticidade. lis verificou que os valores de elasticidade dos tumores triplo-negativos e HER2 eram superiores aos dos subtipos luminais A e B ($p < 0,0001$). lis mostrou que os tumores com elasticidade média < 50 kPa eram subtipos luminais.

No estudo de Youk et al [228], numa série de 166 cancros da mama invasivos em

152 doentes, os autores também demonstraram que os cancros invasivos HER2 e triplo-negativos eram mais duros do que os cancros de subtipo luminal (elasticidade média dos tumores triplo-negativos 163,1 ± 47,6 kPa vs luminal A 135,2 ±48,4kPa$_{5d}$p = *0,009).*

Na série de Evans et al., os tumores HER2 e triplo-negativos apresentavam valores de elasticidade mais elevados (160,3 ± 56,2 kPa e 169,1 ± 48,5 kPa, respetivamente) do que os tumores luminais (136,9 ± 57,2). De acordo com Evans, a dureza dos tecidos parece estar estatisticamente correlacionada de forma significativa com a agressividade do tumor [217].

Além disso, os nossos resultados diferem claramente dos de Ganau et al [229], que referiram que os fenótipos agressivos (triplo-negativo e estado HER2) parecem ter uma elasticidade moderadamente inferior à dos fenótipos menos agressivos (luminal A e luminal B), mas sem qualquer diferença significativa.

Denis et al [231] referiram que o subtipo triplo-negativo apresentava os valores de elasticidade mais baixos (44,6 kPa triplo-negativo vs 108 kPa luminal A).

Do mesmo modo, Jin Y et al [214] verificaram que os valores mais baixos do rácio de elasticidade foram para os tumores triplo-negativos e HER2, 75,58 e 79,39, respetivamente. Os valores mais elevados foram para os subtipos luminais A e B, 90,69 e 81,86, respetivamente ($p < 0,0001$). Segundo Jin, a dureza do tumor está correlacionada com a resposta desmoplásica, que é elevada no subtipo luminal A.

8.1.8. Fibrose vs. necrose

= No nosso estudo, a dureza do tumor correlacionou-se com a abundância de estroma tumoral fibro-hialino em tumores malignos (r - 0,5. y *0,005*). Este facto está de acordo com o estudo in vivo de Chamming et al. que encontrou uma boa correlação entre a dureza do tumor e a taxa de fibrose (r = 0,83, y < *0,0001*) [241].

Em contraste, Chamming et al [241] correlacionaram negativamente a dureza e a taxa de necrose tumoral ($r = -0,76$, $p = 0,0004$). Em contraste com o nosso estudo, verificámos que os valores do rácio de elasticidade eram mais elevados nas lesões necróticas do que nas lesões sem necrose tumoral.

Os valores elevados de dureza dos tumores com focos de necrose na nossa série foram explicados pelo facto de estes tumores serem de alto grau e do subtipo molecular HER2, que, no nosso estudo, apresentaram valores elevados de razão de elasticidade. O número de tumores necróticos era demasiado pequeno para se poder chegar a uma conclusão definitiva. São necessários mais estudos com uma coorte maior.

8.1.9. Embolia

São mais frequentemente de origem linfática do que sanguínea. na periferia do tumor e são indicados pela presença anormal de células epiteliais nos lúmens vasculares. Em caso de dúvida, o patologista pode utilizar a imunocoloração. Pensa-se que a invasão linfática é um fator preditivo de recorrência local após tratamento conservador e de recidiva à distância [242].

Na nossa série, a dureza dos cancros invasivos correlacionou-se significativamente com a invasão linfática *(p = 0,04)*.

Embora exista pouca causalidade na nossa série, os nossos dados actuais podem apoiar as conclusões de Evans et al. que referiram que a dureza do tumor era um preditor independente da presença de êmbolos vasculares [217].

Youk et al. referiram que, entre os factores que influenciaram a dureza do tumor em cancros invasivos submetidos a elastografia por ondas de cisalhamento em 152 doentes, estava a invasão linfovascular (187,9 kPa vs 138,3 $kPa_{5j}p$ = *0,002*) [228].

8.1.10. Gânglios linfáticos metastáticos

De acordo com os resultados da investigação básica, a dureza do tumor aumenta nos tumores metastáticos [243].

Evans et al [217] referiram que a dureza do tumor era um indicador independente de metástases nos gânglios linfáticos em 396 cancros da mama invasivos.

Hayashi et al. referiram que a dureza tumoral dos cancros invasivos na elastografia estática se correlacionava com os nódulos axilares metastáticos em 503 doentes com cancro da mama invasivo *(p < 0,0001)* [230].

No entanto, Youk et al., numa série de 166 cancros da mama invasivos em 152 doentes, não encontraram correlação entre a dureza do tumor e o envolvimento metastático dos gânglios linfáticos axilares *(p = 0,662)* [228]. Um resultado semelhante foi encontrado no nosso estudo *(p = 0,23)*.

8.1. 11 Tamanho elastográfico versus tamanho histológico

Mostrámos que o tamanho elastográfico das lesões malignas estava mais próximo do tamanho histológico, enquanto que a ecografia no modo B tendia a subestimá-lo [244-247]. A aproximação do tamanho real antes do tratamento representa uma questão muito importante na escolha do tratamento e poderia reduzir o número de cirurgias repetidas para margens não sãs. Tanto quanto é do nosso conhecimento, não existe qualquer outra publicação que correlacione o tamanho elastográfico e o tamanho histológico.

Conclusão

Os médicos sempre associaram certas doenças a variações de consistência dos tecidos, nomeadamente os tumores malignos, que são descritos como sendo mais duros do que os tecidos circundantes. Esta observação empírica deu origem ao método de diagnóstico mais antigo, a palpação. A evolução tecnológica deu origem à elastografia.

O termo elastografia é utilizado para descrever uma série de técnicas que fornecem informações relativas sobre a dureza dos tecidos. As técnicas de imagem elastográfica por ultra-sons reproduzem o mesmo tipo de método que a palpação, os tecidos são comprimidos e a sua resposta à deformação é medida por ultra-sons.

Neste estudo, conseguimos demonstrar que a dureza de uma lesão constitui uma verdadeira "impressão" indireta do tumor. Assim, a dureza elevada de uma lesão parece estar ligada ao tamanho do tumor ($p = 0,001$) e ao facto de uma lesão ser ou não visível mamograficamente ($p < 0,0001$).

Conseguimos demonstrar que valores significativamente elevados dos parâmetros elastográficos favoreciam a malignidade ($p < 0,0001$).

Verificámos também que a dureza era significativamente mais elevada nos cancros infiltrantes do que nos cancros in situ ($p < 0,0001$), *nos* cancros de alto grau do que *nos* de baixo grau ($p = 0,017$) e nos tumores com elevado potencial evolutivo do que nos tumores com baixo potencial evolutivo (φ- *0,014*). Por outro lado, demonstrámos que o tamanho elastográfico estava mais próximo do tamanho histológico (27,26 mm vs 27,03 mm, respetivamente) do que do tamanho medido em ecografia modo B (23,21 mm).

No nosso estudo, embora a sensibilidade da ecografia seja elevada (100%), a especificidade da elastografia é significativamente mais elevada (97,65%) do que a da ecografia em modo B (25,5%). Estes resultados implicam que a elastografia é um método de diagnóstico simples, não invasivo e rápido que pode contribuir para o diagnóstico da ecografia de modo B, aumentando a especificidade e reduzindo assim a taxa de falsos positivos. Pode também ajudar a reclassificar as lesões BIRADS 3 como BIRADS 2, de modo reduzir o número de acompanhamentos desnecessários (98,01%), mas também a reduzir a taxa de biópsias desnecessárias (79,28%), a ansiedade do doente e, finalmente, a ajudar a reduzir o custo da biópsia.

Assim, pode argumentar-se que a adição da elastografia à ecografia em modo B poderia ajudar o radiologista a aperfeiçoar os seus critérios de diagnóstico e a sua interpretação das lesões mamárias.

Recomendações

A elastografia mamária é uma técnica de ultrassom complementar valiosa para a caraterização de massas mamárias. Melhora a especificidade da imagem em modo B, reduzindo assim a necessidade de um acompanhamento rigoroso e de amostragem de lesões benignas.

Esta técnica tem a vantagem de ser rápida (utilização mesma sonda de ultra-sons, tempo de exame de alguns minutos) e segura, o que a deveria tornar um exame de rotina integrado no algoritmo de decisão diagnóstica (fig. 84). Permite um tratamento mais específico de certas lesões mamárias.

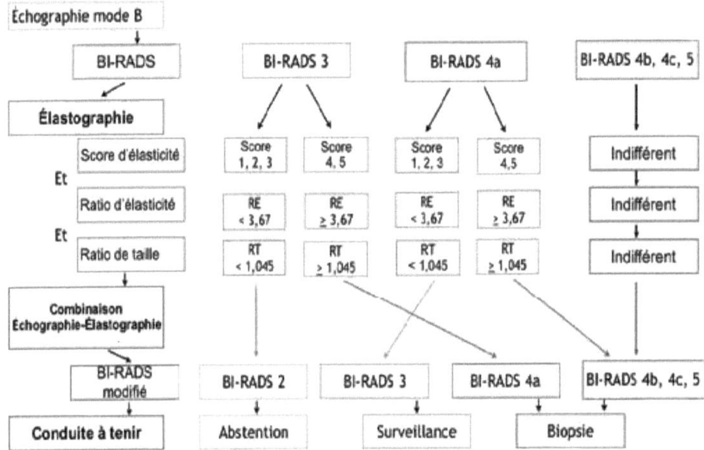

Fig. 84. Algoritmo de decisão diagnóstica para massas mamárias.

Referências

1. Levy L, Michelin J, Teman G, Martin B, Dana A, Lacan A, Meyer D. Techniques d'exploration radiologique du sein (mammographie, échographie, IRM). Encycl Méd Chir 2001; 34-800-A-10.
2. Banks, E., Reeves, G., Beral, V., Bull, D., Crossley, B., Simmonds, M., . Patnick, J. Influência das caraterísticas pessoais de cada mulher na sensibilidade e especificidade da mamografia no Million Women Study: Estudo de coorte. BMJ, 2004; 329, 477-482.
3. Heywang-Kobrunner S H, Schreer I, Bassler R, Perlet C, Viehweg P. Mamografia. Imagerie diagnostique du sein : Mammographie, échographie, IRM, techniques interventionnelles 2007 ; 19-97.
4. Barry DA, Cronin KA, Plevritis SK, Fryback DG,Clarke L, Zelen M, et al. Efeito do rastreio e da terapia adjuvante na mortalidade por cancro da mama. N Emgl J Med. 2005;353 (17): 1784-92.
5. Tabar L, Yen MF, Vitak B, Chen H-HT, Smith RA, Duffy SW. Mammography service screening and martality in breast cancer patients: 20-year follow-up before and after introduction of screening. 1ANCET. 2003; 361 (9367) : 1405-10.
6. Hellquist BN, Duffy SW, Abdsaleh S, Bjomeld L, Bordas P, Tabar L, et al. Effectiveness of population-based service screening with mammography forwomen ages 40 to 49 years evaluation of the Swedish Mammography in Y oung Women (SCRY) cohort. Cancer. 2011 ; 117 (4): 714-22.
7. Kerlikowske K, Grady D, Barclay J, Sickles EA, Ernster V. Effect of age, breast density, and Family history on the sensitivity of first screening mammography (Efeito da idade, densidade mamária e história familiar na sensibilidade da primeira mamografia de rastreio). JAMA. 1996; 276 (1) : 33-8.
8. Mandelson M, oestreicher N, Porter PL,White D, Finder CA, Taplin SH, et al. Densidade da mama como preditor de deteção mamográfica: comparação de cancros detectados por intervalo e por rastreio. J Natl Cancer Inst. 2000; 92 (13): 1081-7.
9. Leconte I, Feger C, Galant C, Berlére M, Berg BV, D'Hoore W, et aal. Mamografia e subsequente ecografia mamária completa de cancros da mama não palpáveis: a importância da densidade mamária radiológica. AJR AmJ Roentgenol. 2003; 180 (6) : 1675-9.
10. D'Orsi CJ et al. Atlas ACR BI-RADS ®, Sistema de Relatórios e Dados de Imagiologia da Mama. Reston, VA, Colégio Americano de Radiologia; 2013.
11. Chee, Y. L., Crawford, J. C., Watson, H. G., & Greaves, M. (2008). Diretrizes sobre a avaliação do risco de hemorragia antes da cirurgia ou de procedimentos invasivos. British Journal of Haematology, 140(5), 496-504.
12. Stavros AT, Thickman D, Rapp CL, Dennis MA, Parker SH, Sisney GA. Nódulos sólidos da mama: utilização da ecografia para distinguir entre lesões benignas e malignas. Radiology. 1995 Jul; 196 (l):123-34.
13. Mitka, M. (). Nova técnica de elasticidade de ultrassom pode reduzir a necessidade de biópsias de mama. O Jornal da Associação Médica Americana. 2007; 297(5), 453-458.
14. Zonderland HM, Pope TL, Nieborg AJ. The positive predictive value of the breast imaging reporting and data system (BI-RADS) as a method of Quality assessment in breast imaging in a hospital populatio. Eur Radiol. 2004; 14 (10) : 1743-50.
15. Orel SG, Kay N, Reynolrs C, Sullivan DC. BI-RADS categorization as s predictor of malignancy. Radiology . 1999; 211 (3): 845-50.
16. Liberman L, Abramson AF, Squires FB, Glassman JR, Morris EA, Dershaw DD. The breast imaging reporting and data system: positive predictive value of mammographic features and final assessment categories. AJR Am J Roentgenol. 1998; 171 (1) : 35-40.
17. Kim EK, Ko KH, Oh KK, Kwak JY, Kim MJ, et al. Aplicação clínica da avaliação final BI-RADS à ecografia mamária em conjunto com a mamografia. AJR AmJ Roentgenol. 2008; 190 (5)

: 1209-15.
18. Hauy AS, Giacchetti S, Albiter M, de Bazelaire C, Cuvier C, Perret F, et al Categorização BI-RADS de 2.708 lesões mamárias consecutivas não palpáveis em pacientes encaminhados para uma unidade de cuidados mamários dedicada. Eur Radiol. 2012; 22 (1): 9-17.
19. Lamb PM, Perry NM, Vinnicombe SJ, Wells CA. Correlação entre as caraterísticas do ultrassom, achados mamográficos e grau histológico em pacientes com carcinoma ductal invasivo da mama. Clin Radiol. 2000; 55 (1): 40-4.
20. Boné B, Aspelin P, Bronge L, Isberg B, Perbeck L, Veress B. Sensibilidade e especificidade da mamografia por RM com correlação histopatológica em 250 mamas. Ata Radiol Stockh Swed 1987. 1996; 37 (2) : 208-13.
21. Stamper PC, Herman S, Klippenstein DL, Winston JS, Edge SB, Arredondo MA, et al. Suspect breast lesions: findings at dymamic gadolonium-enhaced MR imaging correlated with mammographic and pathologic features. Radiology. 1995 : 197 (2) : 387-95.
22. Sung H, Ferlay J, Siegel RL et al. Estatísticas globais do cancro 2020: estimativas GLOBOCAN de incidência e mortalidade mundial para 36 cancros em 185 países. *CA Cancer J Clin.* 2021;71:209-249.
23. K. Bouzid, Cancro da mama. O fascículo da salsicha, 2004, 2011
24. Ministério da Saúde e da População, Instituto Nacional de Saúde Pública. Registre des tumeurs d' Alger, année 2015 (www.sante.dz/insp/registre-tumeurs-alger-2015.pdf).
25. M Hamdi Cherif, A Mahnane, S Laouamri, Z. Zaidi et all. Registo de cancro de Sétif (Argélia): incidência, tendência e sobrevivência 1986-2010.
26. L Mokhtari, N Midoun et al. Registo de Cancro de Oran, 13.º relatório, março de 2006 (1996-2006).
27. K.Meguenni.al. Registo de cancro de Tlemcen. Tlemcen: l'unité d'information sanitaire et biostatistiques du CHU Tedjini Damerdji de Tlemcen, 2012. 37
28. Abid L. Epidemiologia do cancro na Argélia: melhor utilização dos registos de cancro. J Afr Cancer 2009;1:98-103.
29. Hamdi Cherif M, Guerra D, Abdellouche D et al. Incidência do cancro em Sétif 1998- 2002. In: Curado MP, Edwards B, Shin HR, Storm H, Ferlay J, Heanue M, Boyle P eds. Cancer incidence in five continents, vol.IX. Lyon, Publicações Científicas da IARC n.º 160, 2008.
30. Barra FR, Ribeiro AC, Mathieu DO, Rodrigues AC. Angiomamografia: protocolo de exame. Revista de Radiologia Diagnóstica e Intervencionista 2014; 95, 351-352.
31. Colégio Americano de Radiologia (ACR). Sistema Ilustrado de Relatórios e Dados de Imagiologia da Mama (BIRADS TM). 2ª ed. Reston, VA; 1998.
32. Balleyguiera C, Thomassin-Naggarac I. BI-RADS 2013 em mamografia: um pequeno guia para o que há de novo. Imagerie de la Femme, 2015; 25, 1-7
33. Corsetti V, Houssami N, Ferrari A, Ghirardi M, Bellarosa S, Angelini O, et al. Rastreio mamário com ultra-sons em mulheres com mamas densas negativas para mamografia: evidências sobre a deteção incremental de cancro e falsos positivos, e custos associados. Eur J Cancer. 2008 Mar;44(4):539-44.
34. Athanasiou A, Tardivon A, Ollivier L, Thibault F, El Khoury C, Neuenschwander S. Como otimizar a ecografia mamária. Eur J Radiol. 2009 Jan;69(l):6-13.
35. Weinstein SP, Conant EF, Sehgal C. Technical advances in breast ultrasound imaging. Semin Ultrasound CT MR. 2006 Aug;27(4):273-83.
36. Sehgal CM, Weinstein SP, Arger PH, Conant EF. Uma revisão da ultrassonografia mamária. J Mammary Gland Biol Neoplasia. 2006 Abr; 11 (2): 113-23.
37. Amersham Health. Encyclopaedia of Medical Imaging.
http://eu.aershamhealth/com/medcyclopaedia/
38. Clevert DA, Jung EM, Jungius KP, Ertan K, Kubale R. Valor da imagem harmónica de tecidos (THI) e da imagem harmónica de contraste (CHI) na deteção e caraterização de tumores da

mama. Eur Radiol 2007 ; 17 : 1-10.
39. Rosen EL, Soo MS. Sonografia de lesões mamárias por imagem harmónica de tecidos: análise de margens, conspicuidade e qualidade de imagem melhoradas em comparação com a ecografia convencional. Clin Imaging. 2001 Nov-Dez;25(6):379-84.
40. Athanasiou A, Balleyguier C. Novas técnicas de ecografia mamária. Imagerie de la Femme. 2007;17(4):247-54.
41. Huber S, Wagner M, Medi M, Czembirek H. Imagem composta espacial em tempo real em ultrassom de mama. Ultrasound Med Biol 2002; 28: 155-63.
42. Cha JH, Moon WK, Cho N, Chung SY, Park SH, Park JM, et al. Differentiation of benign from malignant solid breast masses: conventional US versus compound imaging. Radiology 2005;237:841-6.
43. Balu-Maestro C. Bases da ecografia mamária. Imager ie du sein. Paris : Elsevier- Masson ; 2012. p. 101-17.
44. Cosgrove DO, Keddar RP, Bamber JC, Al-Murrani B, Davey JB, Fischer C, et al. Color US in differential diagnosis. Radiology 1993; 189(l):99-104.
45. Raza S, Baum JK. Lesões sólidas da mama: avaliação com power Doppler US. Radiology 1997; 2O3'l):164 -8.
46. Lee SW, Choi HY, Baek SY, Lim SM. Role of color and power doppler imaging in differentiating between malignant and benign solid breast masses. J Clin Ultrasound. 2002 Oct; 30 (8):459-64.
47. Daly CP, Bailey JE, Klein KA, Helvie MA. Cistos mamários complicados na ultrassonografia: a aspiração é necessária para excluir malignidade? Acad Radiol. 2008 maio;15(5):610-7.
48. Hong AS, Rosen EL, Soo MS, Baker JA. BI-RADS para ecografia: valores preditivos positivos e negativos de caraterísticas ecográficas. AJR Am J Roentgenol. 2005 Apr; 184(4): 12605.
49. Graf O, Helbich TH, Fuchsjaeger MH, et al. Seguimento de massas mamárias sólidas circunscritas não calcificadas palpáveis na mamografia e na US: é possível evitar a biopsia? Radiologia 2004; 233(3):850-856.
50. Berg WA, Sechtin AG, Marques H, Zhang Z. Massas mamárias cíclicas e a experiência do ACRIN 6666. Radiol Clin North Am 2010; 48(5): 931-87.
51. Mainiero MB, Goldkamp A, Lazarus E, et al. Caracterização de massas mamárias com ecografia: a biópsia de algumas massas sólidas pode ser adiada? J Ultrasound Med 2005;24(2):161- 167.
52. Lazarus E, Mainiero MB, Schepps B, Koelliker SL, Livingston LS. BI-RADS lexicon for US and mammography: interobserver variability and positive predictive value. Radiology. 2006 May;239(2):385-91.
53. Raza S, Goldkamp AL, Chikarmane SA, Birdwell RL. US de massas mamárias categorizadas como BIRADS 3, 4 e 5: revisão pictórica dos factores que influenciam a gestão clínica. Radiographics 2010; 30 (5): 1199-213.
54. Brigitte M, Kamina P; Anatomia cirúrgica da mama Cancro da mama. Elsevier Masson; 2007; 2-10.
55. Lee HJ, Kim EK, Kim MJ, Y ouk JH, Lee JY, Kang DR, et al. Variabilidade do observador do Breast Imaging Reporting and Data System (BI-RADS) para a ecografia mamária. Eur J Radiol. 2008 Feb;65(2):293-8.
56. Park CS, Lee JH, Yim HW, Kang BJ, Kim HS, Jung JI, et al. Concordância entre observadores usando o Sistema de Relatórios e Dados de Imagem da Mama do ACR (BI-RADS) - ultrassom, Primeira Edição (2003). Korean J Radiol. 2007 Set-Out;8(5):397-402.
57. Berg WA, Blume JD, Cormack JB, Mendelson EB. Operator dependence ofphysician-performed whole-breast US: lesion detection and characterization. Radiology. 2006

Nov;241(2):355-65.
58. Skaane P. A ultrassonografia como adjuvante da mamografia na avaliação de tumores da mama. Ata Radiol Suppl. 1999;420:1-47.
59. Dickinson RJ, Hill CR. Medição do movimento de tecidos moles usando a correlação entre varreduras A. Ultrasound Med Biol 1982;8(3):263-71.
60. Krouskop TA, Dougherty DR, Vinson FS. Um sistema ultrassónico de Doppler pulsado para efetuar medições não invasivas das propriedades mecânicas dos tecidos moles. J Rehabil Res Dev 1987;24(2):l-8.
61. Ophir J, Céspedes I, Ponnekanti H, Yazdi Y, Li X. Elastografia: um método quantitativo para obter imagens da elasticidade dos tecidos biológicos. Ultrason Imaging 1991;13(2):lll-34.
62. Eisenscher A et al. Palpação ecográfica rítmica. Ecosismografia. Uma nova técnica de diferenciação de tumores benignos e malignos através do estudo ultrassónico da elasticidade dos tecidos. J Radiol 1983;64(4):255-61.
63. Cespedes I et al. Elastografia: imagens de elasticidade utilizando ultra-sons com aplicação ao músculo e à mama in vivo. Ultrason Imaging 1993;15(2):73-88.
64. Booi RC, Carson PL, O'Donnell M, Roubidoux MA, Hall AL, Rubin JM. Caracterização de cistos usando valores de coeficiente de correlação diferencial da elastografia bidimensional da mama: estudo preliminar. Ultrasound Med Biol. 2008 Jan;34 (1): 12-21.
65. Leong LC, Sim LS, Lee YS, Ng FC, Wan CM, Fook-Chong SM, et al. Um estudo prospetivo para comparar o desempenho de diagnóstico da elastografia mamária versus a ecografia mamária convencional. Clin Radiol. 2010 Nov;65(ll):887-94.
66. Moon WK, Chang SC, Huang CS, Chang RF. Classificação de tumores mamários utilizando fuzzy clustering para elastografia mamária. Ultrasound Med Biol. 2011 maio;37(5):700-8.
67. Garra BS. Elastography: current status, future prospects, and making it work for you. Ultrasound Q. 2011 Sep;27(3): 177-86.
68. Sewell CW. Patologia das doenças benignas e malignas da mama. Radiol Clin North Am 1995; 33 (6): 1067-80.
69. Sarvazyan A, Skovoroda AR, Emelianov S, Fowlkes JB, Biophysical bases of elasticity imaging. Acoust Imaging 1995; 21: 223-41.
70. Goddi A, Bonardi M, Alessi S, et al. Elastografia da mama: uma revisão da literatura. Journal of Ultrasound 2012; 15:192-8.
71. Royer D e Dieulesaint E, Elastic Waves in Solids I: Free and Guided Propagation. 2000.
72. Gennison JL, Deffieux T, Fink M, Tanter M. Elastografia ultra-sônica: princípios e procedimentos. Jornal de Radiologia Diagnóstica e Intervencionista, 2013, 94, 504-513.
73. Krouskop TA, Wheeler TM, Kallel F, Garra BS, Hall T. Elastic moduli of breast and prostate tissues under compression (Módulos elásticos dos tecidos da mama e da próstata sob compressão). Ultrason Imaging. 1998 Oct;20(4):260-74.
74. Khaled W, Reichling S, Bruhns OT, Ermert H. Imagem de tensão ultra-sônica e elastografia reconstrutiva para o tecido biológico. Ultrasonics. 2006 Dez 22;44 Suppl l:el99-202.
75. Sinkus R, Bercoff J, Tanter M, Gennisson JL, El-Khoury C, Servois V, et al. Propriedades viscoelásticas não lineares do tecido avaliadas por ultrassom. IEEE Trans Ultrason Ferroelectr Freq Control. 2006 Nov;53(U):2009-18.
76. Nightingale K, Soo MS, Nightingale R, Trahey G. Imagem de impulso de força de radiação acústica: demonstração in vivo de viabilidade clínica. Ultrasound Med Biol. 2002 Feb;28(2):227-35, versão 1-22 de maio de 2013.
77. Dietrich FC, Barr RG, Farrokh A, Dighe M, Носке M, et al. Elastografia de tensão - Como fazer isso? Ultrassom Int Open 2017; 3: E 137-E 149.
78. Sigrist R, Liau J, El Kaffas A, Chammas MC, Willmann JK. Elastografia por ultrassom: revisão de técnicas e aplicações clínicas. Theranostics 2017, Vol. 7, Edição 5.
79. Barr RG. O papel da Sonoelastografia nas lesões mamárias. Semin Ultrasound CT MRI

39:98-105 C 2018 Elsevier.
80. Guo R, Lu G, Qin B, Fei B. Tecnologias de imagiologia por ultra-sons para a deteção e gestão do cancro da mama: Uma revisão. Ultrassom em Med. & Biol, Vol. 44, No. 1, pp. 37-70, 2018.
81. Xiao Y, Zeng J, Zhang X, Niu L, Qian M, Wang, CZ, et al. Elastografia por ultrassom e tensão para lesões mamárias. J Ultrasound Med 2017; 36: 1089-1100.
82. Bercoff J, Chaffai S, Tanter M, Sandrin L, Catheline S, Fink M, et al. Deteção de tumor de mama in vivo usando elastografia transitória. Ultrasound Med Biol. 2003 Oct;29(10): 1387-96.
83. Garra BS, Cespedes El, Ophir J, Spratt SR, Zuurbier RA, Magnant CM, et al. Elastografia de lesões mamárias: resultados clínicos iniciais. Radiology. 1997 Jan;202(l):79-86.
84. Itoh A, Ueno E, Tohno E, Kamma H, Takahashi H, Shiina T, et al. Breast disease: clinical application of US elastography for diagnosis. Radiology. 2006 May;239(2):341-50.
85. Farrokh A, Wojcinski S, Degenhardt F, et al. Valor diagnóstico da medição do rácio de deformação na diferenciação de lesões mamárias malignas e benignas. Ultraschall in der Medizin 2011;32:400-5.
86. Thomas A, Degenhardt F, Farrokh A, et al. Diferenciação significativa de lesões focais da mama: cálculo do rácio de tensão na sonoelastografia da mama. Radiologia Académica 2010;17(5):558-63.
87. Zhi H, Xiao XY, Yang HY, Ou B, Wen YL, Luo BM. Elastografia ultra-sónica no diagnóstico do cancro da mama: strain ratio vs escala de 5 pontos. Acad Radiol. 2010 Oct;17(10):1227-33.
88. Ginat DT, Destounis SV, Barr RG, Castaneda B, Strang JG, Rubens DJ. US elastography of breast and prostate lesions. Radiographics. 2009 Nov;29(7):2007-16.
89. Barr RG. Elasticidade da mama por ultrassom em tempo real: resultados clínicos iniciais. Ultrasound Quarterly 2010; 26(2):61-6.
90. Regner DM, Hesley GK, Hangiandreou NJ, et al. Breast lesions: evaluation with US strain imaging-clinical experience of multiple observers. Radiology 2006;238:425-37.
91. Landoni V, Francione V, Marzi S, et al. Análise quantitativa de imagens de elastografia na deteção de cancro da mama. European Journal of Radiology 2011 ;81 (7): 1527-31.
92. Tardivon A, El Khoury C, Thibault F, Wyler A, Barreau B, Neuenschwander S. Elastography of the breast: a prospective study of 122 lesions. J Radiol 2007;88:657-62.
93. Zhi H, Ou B, Luo BM, Feng X, Wen YL, Yang HY. Comparação da elastografia por ultrassom, mamografia e ultrassonografia no diagnóstico de lesões sólidas da mama. J Ultrasound Med 2007;26(6):807-15.
94. Moon WK, Huang CS, Shen WC, Takada E, Chang RF, Joe J, et al. Análise das caraterísticas elastográficas e do modo B na sonoelastografia para classificação do tumor da mama. Ultrasound Med Biol 2009;35(ll): 1794-802.
95. Tardivon A, Delignette A, Lemery S, Baratte B, Levy L, David P, et al. Elastografia por ultra-sons: resultados de um estudo prospetivo multicêntrico francês sobre 345 lesões mamárias. Comunicação oral ECR Viena 2-6 março 2006. Euro J Radiol, Resumo B-344.
96. Cho N, Moon WK, Kim HY, Chang JM, Park SH, Lyou CY. Índice de deformação sonoelastográfica para diferenciação de massas mamárias não palpáveis benignas e malignas. J Ultrasound Med. 2010 Jan;29(l): 1-7.
97. Scaperrotta G, Ferranti C, Costa C, Mariani L, Marchesini M, Suman L, et al. Papel da sonoelastografia em lesões mamárias não palpáveis. Eur Radiol 2008;18(ll):2381-9.
98. Thomas A, Fischer T, Frey H, Ohlinger R, Grunwald S, Blohmer JU, et al. A Elastografia em tempo real - um método avançado de ultrassom: primeiros resultados em 108 pacientes com lesões mamárias. Ultrasound Obstet Gynecol 2006;28:335-40.
99. Bercoff J, Chaffai S, Tanter M, et al. Deteção de tumores da mama in vivo utilizando elastografia transitória. Ultrassom em Medicina e Biologia 2003;29: 1387-96.
100. Bercoff J., "L'imagerie échographique ultrarapide et son application à l'étude de la

viscoélasticité du corps humain," Université Paris VII Denis Diderot, 2004.
101 Gennisson JL, Renier M, Catheline S, Barriere C, Bercoff J, Tanter M, et al. Acoustoelasticity in soft solids: assessment of the nonlinear shear modulus with the acoustic radiation force. J Acoust Soc Am. 2007 Dec;122(6):3211-9.
102 Athanasiou A, Tardivon A, Tanter M, Sigal-Zafrani B, Bercoff J, Deffieux T, et al. Lesões mamárias: elastografia quantitativa com imagem de cisalhamento supersónico - resultados preliminares. Radiology. 2010 Jul;256(l):297-303.
103 Baileyguier C, Canale S, Ben Hassen W, et al. Breast elasticity: principles, technique, results: an update and overview of commercially available software. Jornal Europeu de Radiologia 2012.
104 Tanter M, Bercoff J, Athanasiou A, Deffieux T, Gennisson JL, Montaldo G, et al. Avaliação quantitativa da viscoelasticidade da lesão mamária: resultados clínicos iniciais utilizando imagens de cisalhamento supersónico. Ultrasound Med Biol. 2008 Sep;34(9): 1373-86.
105 Bercoff J, Tanter M, Fink M. Imagem de cisalhamento supersónico: uma nova técnica para o mapeamento da elasticidade dos tecidos moles. IEEE Trans Ultrason Ferroelectr Freq Control 2004; 51:396-409.
106 Evans A, Whelehan P, Thomson K, et al. Differentiating benign from malignant solid breast masses: value of shear wave elastography according to lesion stiffness combined with grey scale ultrasound according to BI-RADS classification. British Journal of Cancer 2012;107:224-9
107 Balu-Maestro C, Chapellier C, Ettore F, Juhan V, Athanasiou A, Tardivon A, et al. Shear wave elastography of breast lesions Imagerie de la Femme, Volume 21, Número 3, setembro de 2011, Páginas 105-110.
108 Nightingale K, Bentley R, Trahey G. Observações da resposta dos tecidos à força da radiação acústica: oportunidades para a imagiologia. Ultrason Imaging. 2002 Jul;24(3): 129-38.
109 Nightingale KR, Paimeri ML, Nightingale RW, Trahey GE. On the feasibility of remote palpation using acoustic radiation force (Sobre a viabilidade da palpação remota usando força de radiação acústica). J Acoust Soc Am. 2001 Jul;110(l):625-34.
110 Nightingale KR, Nightingale RW, Paimeri ML, Trahey GE. Um modelo de elementos finitos de palpação remota de lesões mamárias utilizando força de radiação: factores que afectam a deslocação do tecido. Ultrason Imaging. 2000 Jan;22(l):35-54.
111 Li PC, Lee WN. Um algoritmo eficiente de rastreio de manchas para imagens ultra-sónicas.Ultrason Imaging. 2002 Oct;24(4):215-28.version 1-22 May 2013
112 . Jiang J, Hall TJ. Um algoritmo de rastreio de movimento em tempo real paralelizável com aplicações a imagens de deformação ultra-sónica. Phys Med Biol. 2007 Jul 7;52 (13):3773-90.
113 Paimeri ML, Frinkley KD, Nightingale KR. Estudos experimentais dos efeitos térmicos associados à imagiologia por força de radiação de tecidos moles. Ultrason Imaging. 2004 Abr;26 (2):100-14.
114 Zhai L et al. Um sistema de imagiologia integrado indenter-ARFI para quantificação da rigidez dos tecidos. Ultrason Imaging 2008;30(2):95-lll.
115 Nightingale K, McAleavey S, Trahey G. "Shear-wave generation using acoustic radiation force: in vivo and ex vivo results". Ultrassom em Medicina e Biologia, vol. 29, no. 12, pp. 1715-23,2003.
116 Tozaki M, Isobe S, Fukuma E. Estudo preliminar da quantificação ultrassonográfica de tecidos da mama utilizando a tecnologia de impulso de força de radiação acústica (ARFI). Eur J Radiol. 2011 Nov;80(2):el82-7.
117 Tozaki M, Isobe S, Sakamoto M, et al. Combinação de elastografia e quantificação de tecidos usando a tecnologia de impulso de força de radiação acústica (ARFI) para diagnóstico diferencial de massas mamárias. Jornal Japonês de Radiologia 2012;30(8):659-70.
118 Meng W, Zhang G, Wu C, Wu G, Song Y, Lu Z. Resultados preliminares de imagens de ultrassom de lesões mamárias por impulso de força de radiação acústica (ARFI). Ultrasound Med Biol. 2011 Sep;37(9): 1436-43.

119 Bai M, Du L, Gu J, et al. Quantificação de tecido de toque virtual usando tecnologia de impulso de força de radiação acústica: experiência clínica inicial com massas mamárias sólidas. Jornal de ultrassom em medicina 2012; 31: 289-94.
120 Balleyguier C., Ciolovan L., Ammari S., Canale S., Sethom S., Al Rouhbane R., Vielh P., Dromain C. Breast elastography: The technical process and its applications Diagnostic and Interventional Imaging, Volume 94, Issue 5, May 2013, P 519-530.
121 Zhu QL, Jiang YX, Liu JB, Liu H, Sun Q, Dai Q, et al. Elastografia por ultrassom em tempo real: seu papel potencial na avaliação de lesões mamárias. Ultrasound Med Biol 2008; 34(8): 12328.
122 Cespedes I et al. Elastografia: imagens de elasticidade utilizando ultra-sons com aplicação ao músculo e à mama in vivo. Ultrason Imaging 1993;15(2):73-88.
123 Sadigh G, Carlos RC, Neal CH, et al. Precisão da elastografia quantitativa por ultra-sons para a diferenciação de anomalias mamárias malignas e benignas: uma meta-análise. Investigação e Tratamento do Cancro da Mama 2012; 134: 923- 31.
124 Bartow SA, Pathak DR, Black WC, et al. Prevalência de lesões benignas, atípicas e malignas da mama em populações com diferentes riscos de cancro da mama. Um estudo de autópsia forense. Cancro 1987;60:2751-60.
125 Garra BS. Imagem e estimativa da elasticidade do tecido por ultrassom. Ultrasound Quarterly 2007;23(4):255- 68.
126 Raza S, Odulate A, Ong EM, et al. Utilização da elastografia tecidular em tempo real para avaliação de lesões mamárias: a nossa experiência inicial. Journal of Ultrasound in Medicine 2010;29(4):551- 63.
127 Sewell CW. Patologia das doenças benignas e malignas da mama. Radiol Clin North Am 1995; 33 (6): 1067-80.
128. Tozaki M, Fukuma E. Classificação Pattem de imagens de elastografia de ondas de cisalhamento para diagnóstico diferencial entre massas mamárias sólidas benignas e malignas. Ata Radiologica 2011;52:1069- 75.
129.Tozaki M, Isobe S, Yamaguchi M, et al. Elastografia ultra-sonográfica da mama usando a tecnologia de impulso de força de radiação acústica: estudo preliminar. Jornal Japonês de Radiologia 2011; 29(6):452- 6.
130.Berg WA, Cosgrove DO, Doré CJ, et al. A elastografia por ondas de cisalhamento melhora a especificidade da US da mama: O estudo multinacional BEI de 939 massas. Radiology 2012;262(2):435- 49.
131 .Sohn YM, Kim MJ, Kim EK, et al. A elastografia ultra-sonográfica combinada com a ultrassonografia convencional é útil para o desempenho do diagnóstico? Journal of Ultrasound in Medicine 2009;28(4):413- 20.
132 Barr RG. Elastografia ultrassonográfica da mama: uma cartilha. Jornal de Ultrassom em Medicina 2012;31(5):773- 83.
133. Schaefer FKW, Heer I, Schaefer PJ, et al. Elastografia por ultrassom da mama - resultados de 193 lesões mamárias em um estudo prospetivo com correlação histopatológica. European Journal of Radiology 20U;77(3):450- 6.
134 Regini E, Bagnerà S, Tota D, et al. Role of sonoelastography in characterizing breast nodules. Experiência preliminar com 120 lesões. La Radiologia Medica 2010; 115:551- 62.
135.Stachs A, Hartmann S, Stubert J, et al. Diferenciação entre massas mamárias malignas e benignas: factores que limitam o rácio de tensão sonoelastográfica. Ultra-schall Med. 2013, 34 (2): 131-136.
136 Popiel M, Mróz-Klimas D, Kasprzak R, et al. Carcinoma mamário - métodos de diagnóstico actuais e sintomatologia em estudos de imagem. Revista Polaca de Radiologia 2012;77(4):35- 44.
137 Hayashi M, Yamamoto Y, Ibusuki M, et al. A avaliação da rigidez do tumor por elastografia é preditiva de resposta patológica completa à quimioterapia neoadjuvante em pacientes com câncer

de mama. Anais de Oncologia Cirúrgica 2012;19(9):3042- 9.
138 Mori M, Tsunoda H, Kawauchi N, et al. Avaliação elastográfica do carcinoma mucinoso da mama. Cancro da Mama 2012; 19 (l):60- 3.
139 Giuseppetti G, Martegani A, Di Cioccio B, Baldassarre S. Elastosonografia no diagnóstico das lesões nodulares da mama: relatório preliminar. La Radiologia Medica 2005;110:69- 76.
140 Lee JH, Kim SH, Kang BJ, et al. Papel e utilidade clínica da elastografia em pequenas massas mamárias. Radiologia Académica 2011;18:74- 80.
141 Yerli H, Yilmaz T, Kaskati T, et al. Avaliações qualitativas e semiquantitativas de lesões sólidas da mama por sonoelastografia. Journal of Ultrasound in Medicine 2011;30:179- 86.
142 Barr RG, Destounis S, Lackey 2nd LB, et al. Avaliação de lesões mamárias utilizando imagens de elasticidade por ultra-sons. Um ensaio multicêntrico. Jornal de Ultrassom em Medicina 2012;31(2):281- 7.
143 . Yoon JH, Kim MJ, Kim EK, Moon HJ, Choi JS. Imagens discordantes de elastografia de lesões mamárias: como vários factores levam a achados discordantes. Ultraschall Med 2012, http://dx.doi.org/10.1055/s- 0032-1312948.
144 Zhao QL, Ruan LT, Zhang H, et al. Diagnóstico de lesões sólidas da mama por elastografia - método de pontuação de 5 pontos e rácio de deformação. Jornal Europeu de Radiologia 2012;81(ll):3245- 9.
145 Varghese T, Konofagou EE, Ophir J, et al. Estimativa direta da tensão na elastografia utilizando a correlação cruzada espetral. Ultrassons em Medicina e Biologia 2000;26:1525- 37.
146 Ciurea AI, Bolboac SD, Ciortea CA, et al. A influência de factores técnicos na avaliação sonoelastográfica de nódulos sólidos da mama. Ultraschall in der Medizin 2011;32:S27-34
147 Chang JM, Moon WK, Cho N, et al. Avaliação da massa mamária: factores que influenciam a qualidade da elastografia por US. Radiology 2011;259:59- 64.\
148 Berg WA, Blume JD, Cormack JB, Mendelson EB, Lehrer D, Bohm-Velez M, et al. Rastreio combinado com ultra-sons e mamografia vs mamografia isolada em mulheres com risco elevado de cancro da mama. JAMA. 2008 maio 14;299(18):2151-63
149 Ancelle-Park R, Paty AC, Julien M et al. Les cancers détectés par le nouveau cahier des charges et leur classification selon le code BI-RADS de L'ACR 27 ernes joumées de la Société française de sénologie et de pathologie mammaire. Deauville 16-18 de novembro de 2005. www.senologie.com .
150 Lazarus E, Mainiero MB, Schepps B, Koelliker SL, Livingston LS. BI-RADS lexicon for US and mammography: interobserver variability and positive predictive value. Radiology. 2006 May;239(2):385-91.
151 Jacobs TW, Chen YY, Guinee Jr DG, Holden JA, Chai, Bauermeister DE, et al. Lesões fibroepiteliais com estroma celular na biópsia mamária por agulha grossa: existem factores de previsão do resultado da excisão cirúrgica? Am J Clin Pathol 2005;124:342-54.
152 Youden WJ. Índice para a classificação de testes de diagnóstico. Cancer. 1950; 3: 32±35. PMID: 15405679
153 Gong X, Xu Q, Xu Z, et al. Elastografia em tempo real para a diferenciação de lesões mamárias benignas e malignas: uma meta-análise. Investigação e Tratamento do Cancro da Mama 2011;130(l):ll-8.
154 Stoian D, Timar B, Craina M, Bemad E, Petrel, Craciunescu M. Elastografia de deformação qualitativa - avaliação da razão de deformação - uma ferramenta importante no diagnóstico do cancro da mama. Med Ultrason 2016, Vol. 18, no. 2, 195-200.
155 Khamis M, Alaa El-deen AM, Abdel Azim Ismail A. O valor diagnóstico da razão de tensão sonoelastográfica na discriminação de massas mamárias sólidas malignas e benignas. O Jornal Egípcio de Radiologia e Medicina Nuclear 48 (2017) 1149-1157.
156 .Navarro B, Ubeda B, Vallespi M, Wolf C et al (2011) Papel da elastografia na avaliação de lesões mamárias: resultados preliminares. J Ultrasound Med 30:313-321.

157 Menezes R, Sardessai S, Furtado R, Sardessai M. Correlação da elastografia de tensão com ultrassonografia convencional e FNAC / biópsia. Jornal de Pesquisa Clínica e Diagnóstica. 2016 Jul, Vol-10 (7): TC05-TC10.
158 Arslan S, Uslu N, Ozturk FU, Akcay EY, Tezcaner T, Agildere AM. Pode a elastografia de tensão combinada com o sistema de relatórios e dados de imagens de mama de ultrassom ser um método mais eficaz na diferenciação de lesões mamárias benignas e malignas? J Med Ultrasonics 2017. DOI 10.1007/sl0396-017-0772-y.
159 Bojanic K, Katavic N, Smolic M, Peric M, Kralik K, Sikora M et al. A implementação do escore de elastografia e da razão de deformação em combinação com o ultrassom no modo B evita biópsias desnecessárias de lesões mamárias. Ultrassom em Med. & Biol, Vol. 43, No. 4, pp. 804-816, 2017.
160 Houelleu Demay ML, Monghal C, Bertrand P, Vilde A, Brunereau L. Uma avaliação do desempenho da elastografia para a investigação de lesões mamárias BI-RADS 4 e BI-RADS 5: correlações com achados de anatomia patológica. Diagn Interv Imaging 2012;93(10):757-66.
161 Parajuly SS, Lan PY, Yun MB, Gang YZ, et al. Potencial de diagnóstico da medição da relação de deformação e um método de pontuação de 5 pontos para a deteção do cancro da mama: experiência chinesa. Asian Pac J Cancer Prev 2012;13:1447-52.
162 Fischer T, Peisker U, Fiedor S, et al. Diferenciação significativa de lesões focais da mama: cálculo do rácio de deformação com base em dados brutos. Ultraschall Med 2012;33:372-9.
163 Barr RG, Nakashima K, Amy D, et al. Diretrizes e recomendações da WFUMB para o uso clínico da elastografia por ultrassom: Parte 2: mama. Ultrasound Med Biol 2015;41(5):1148-1160
164 Jung NY, Park CS, Kim SH, Jung HS, et al. Rácio de deformação sonoelastográfica: qual a influência da posição da gordura de referência? Jpn J Radiol 2016;34 (6):440-7.
165 Zhou J, Zhan W, Chang C et al (2013) Papel da medição da velocidade da onda de cisalhamento acústica na caraterização de lesões mamárias. Ultrasound Med 32:285-294.
166 Zhou J, Zhou C, Zhan W, Jia X, Dong Y, Yang Z. Elastografia por ultrassom para lesões mamárias: relação de tensão gordura-lesão versus relação de tensão glândula-lesão. Eur Radiol 2014;24(12):3171-3177.5.
167 .Graziano L, Bitencourt A, Cohen M, Guatelli C et al Avaliação Elastográfica de Massas Mamárias Indeterminadas em Ultrassom. Thieme-Revinter, 2017. DOI http://dx.doi.org/ 10.1055/s-0036-1597753.
168 Redling K, Schwab F, Siebert M, Schötzau A, Zanetti-Dällenbach R. A elastografia complementa o ultrassom como modalidade principal na avaliação da lesão mamária. Gynecol Obstet Invest 2016. DOI: 10.1159/000445746.
169 Balçik A, Polat AV, Bayrak ÌK, Polat AK. Eficácia da sonoelastografia na distinção entre massas mamárias benignas e malignas. J Breast Health 2016;12:37-43.
170 Dawooda MAA, Ibrahima N, Elsaeeda H, Hegazyb N. Desempenho diagnóstico do escore sonoelastográfico de Tsukuba e da razão de tensão na avaliação de massas mamárias. O Jornal Egípcio de Radiologia e Medicina Nuclear 49 (2018) 265-271.
171 Seo M, Ahn HS, Park SH, Lee JB, Choi BI, Sohn YM, Shin SY. Comparação e combinação de elastografia de tensão e onda de cisalhamento de massas mamárias para diferenciação de lesões benignas e malignas por avaliação quantitativa. J UltrasoundMed 2017; 00:00-00 | 0278-4297.
172 Zhao BX, Yao YJ, Zhou YC, Hao SY, Mu WJ. Elastografia de tensão: um método adicional valioso para BI-RADS? Publicado online: 3 de setembro de 2018 | Ultraschall in Med DOI https://doi.org/10.1055/s-0043-115108.
173 Mu WJl, Zhong WJl, Yao JYl, Li LJl, et al. Pesquisa de elastografia ultra-sónica baseada num estudo multicêntrico: adicionar ou não o rácio de tensão após a avaliação da pontuação de 5 pontos. PLoS ONE 2016;ll(2):e0148330. 10 de fevereiro.
174 Gheonea IA, Stoica Z, Bondari S. Diagnóstico diferencial de lesões mamárias utilizando elastografia por ultra-sons. Indian J Radiol Imaging 2011;21(4):301-5.

175 Tardivon A, El Khoury, F. Thibault, C. Hardit. Elasto-ecografia da mama. Journal de Radiologie 2006;87(10):1421.
176 Tardivon A, El Khoury, F. Thibault, C. Hardit. Elastografia: técnicas e resultados em patologia mamária. Journal de radiologie 2008;89(10):Páginas 1386-1387.
177 Kumm TR, Szabunio MM (2010) Elastografia para a caraterização de lesões mamárias: experiência clínica inicial. Controlo do cancro 17:156-161
178 . Chung EM, Cube R, Hall GJ et al. Dos arquivos da AFIP: massas mamárias em crianças e adolescentes: correlação radiológica-patológica. RadioGraphics, 2009, 29 : 907-931.
179 . Chao TC, Chao HH, Chen MF. Caraterísticas ecográficas dos hamartomas da mama. J Ultrasound Med, 2007, 26 : 447-452.
180 Tse GM, Law BK, Ma TK et al. Hamartoma da mama: uma revisão clinicopatológica. J Clin Pathol, 2002, 55 : 951-954.
181 Mutala TM, Ndaiga P, Aywak A. Comparação da elastografia de estirpe qualitativa e semiquantitativa em lesões mamárias para precisão do diagnóstico. Cancer Imaging 2016; 16(2): 1-7.
182 Hatzung G, Grunwald S, Zygmunt M, Geaid AA, Behmdt PO, Isermann R, Kohlmann T, Ohlinger R. et al. Sonoelastografia no diagnóstico de lesões mamárias malignas e benignas: experiências clínicas iniciais. Ultraschall Med. 2010 Dec; 31(6):596-603. doi: 10.1055/s- 0029-1245526. Epub 2010 Jul 7.
183 Hao SY, Jiang QC, Zhong WJ, et al. Elastografia por ultrassom combinada com o sistema de classificação BI-RADS-US: é útil para o desempenho diagnóstico da ultrassonografia convencional? Clin Breast Cancer. 2016;16:e33-41.
184 Hao SY, Ou B, Li LJ, et al. Poderá a elastografia ultra-sónica ajudar no diagnóstico do cancro da mama com a utilização da classificação ultra-sonográfica BIRADS? Eur J Radiol. 2015;84:2492- 500.
185 Zhi H, Xiao XY, Ou B, et al. Poderá a elastografia ultra-sónica ajudar no diagnóstico de cancro da mama pequeno (B2 cm) com a utilização da classificação BI-RADS ultra-sonográfica? Eur J Radiol. 2012;81:3216-21.
186 Lee SH, Chung J, Choi HY, Choi SH, Ryu EB, Ko KH et al. Avaliação da triagem de massas mamárias detectadas por US pelo uso combinado de elastografia e Doppler colorido US com modo B US em mulheres com seios densos: um estudo prospetivo multicêntrico. Radiologia. 2017 Nov;285(2):660-669.
187 Yi A, Cho N, Chang JM, et al. Sonoelastografia para 1786 massas mamárias não-palpáveis: valor diagnóstico na decisão de biopsia. Eur Radiol 2012; 22:1033-40.
188 Tan SM, Teh HS, Mancer JF et al (2008) Melhorando a avaliação de lesões mamárias por ultrassom no modo B com elastografia por ultrassom em tempo real - uma abordagem clínica. Mama 17:252-257.
189 Cho N, Moon WK, Park JS et al (2008) Nonpalpable breast masses: evaluation by US elastography. Korean J Radiol 9:111-118.
190 Mohey N, Tamir A. Hassan. Valor da mamografia e da combinação de ultrassom em escala de cinza e elastografia por ultrassom na diferenciação de lesões sólidas da mama. O Jornal Egípcio de Radiologia e Medicina Nuclear (2014) 45, 253-261.
191 Rastreamento de lesões mamárias: estudo comparativo entre mamografia, ultrassonografia modo B, sonoelastografia e resultados histológicos. Radiol Bras vol.46 no.4 São Paulo julho/Ago. 2013.
192 Liu XJ, Zhu Y, Liu PF, Xu YL. Elastografia para o diagnóstico do cancro da mama: uma ferramenta útil para lesões pequenas e BI-RADS 4. *Jornal do Pacífico Asiático de Prevenção do Cancro, Vol 15, 2014.*
193 Fu LN, Wang Y, Wang Y, et al (2011). Valor da elastografia por ultrassom na deteção de pequenos tumores de mama. *Chin Med J,* **124,** 2384-6.

194 Engelken FJ, Sack I, Klatt D, et al (2012). Avaliação da elastografia de tomossíntese num fantoma que simula a mama. *Eur J Radiol,* **81,** 2169-73.
195 Carlsen JF, Pedersen MR, Ewertsen C, Săftoiu A, Lönn L, Rafaelsen SR e Nielsen MB: Um estudo comparativo da elastografia de deformação e de ondas de cisalhamento num fantoma de elasticidade. AJR Am J Roentgenol 204: W236-W242, 2015.
196 Li L-J, Zeng H, Ou B, Luo B-M, Xiao X-Y, et al. (2014) Caraterísticas da elastografia ultra-sônica de tumores filodes da mama: uma pesquisa clínica. PLoS ONE 9(1): e85257. doi:10.1371/joumal.pone. 0085257.
197 Kim GR, Choi JS, Han B-K, Ko EY, Ko ES, Hahn SY (2017) Combinação de elastografia de ondas de cisalhamento e Doppler colorido: método viável para evitar a excisão desnecessária de lesões fibroepiteliais da mama diagnosticadas por biópsia por agulha grossa. PLoS ONE 12(5): e017538.
198 Choi J, Koo JS. Estudo comparativo das caraterísticas histológicas entre a biópsia por agulha grossa e a excisão cirúrgica no tumor filodes. Pathol Int. 2012; 62: 120-126. https://doi.Org/10.llll/i.1440-1827.2011. 02761.x PMID: 22243782.
199 Chang JM, Moon WK, Cho N et al. Aplicação clínica da elastografia por ondas de cisalhamento (SWE) no diagnóstico de doenças benignas e malignas da mama. Breast Cancer Res Treat, 2011, 129:89-97.
200 Evans A, Whelehan P, Thomson K et al. Elastografia quantitativa por ultrassom de ondas de cisalhamento: experiência inicial em massas mamárias sólidas. Breast Cancer Res, 2010, 12:R104.
201 . Shin JY, Kim SM, Yun LB, Jang M, et al. Preditores de câncer de mama invasivo em pacientes com carcinoma ductal in situ em biópsia por agulha central guiada por ultrassom. Jornal de ultrassom em medicina. 2018, 10.1002 / jum.l4722.
202 Bae JS, Chang JM, Lee SH, Shin SU, Moon WK. Previsão de cancro da mama invasivo utilizando elastografia de ondas de cisalhamento em pacientes com carcinoma ductal in situ confirmado por biópsia. Eur Radiol 2017; 27:7-15.
203 Cong R, Li J, Guo S. Uma nova classificação de padrão qualitativo de elastografia de ondas de cisalhamento para avaliação de massa mamária sólida. Revista Europeia de Radiologia 2017; Volume 87, 111 - 119
204 . Berg WA, Mendelson EB, Cosgrove DO, et al. Quantitative Maximum Shear-Wave Stiffness of Breast Masses as a Predictor of Histopathologic Severity [Rigidez Quantitativa Máxima das Ondas de Cisalhamento das Massas Mamárias como Preditor da Gravidade Histopatológica]. Am J Roentgenol, 2015, 205:448-455
205 Evans, A. et al.Stiffness at shear-wave elastography and patient presentation predicts upgrade at surgery following an ultrasound-guided core biopsy diagnosis of ductal carcinoma in situ. Clinical Radiology ,2016, Volume 71 , Issue 11 , 1156 - 1159.
206 Lanigan, F., D. O'Connor, F. Martin, e W. M. Gallagher. 2007. Ligações moleculares entre o desenvolvimento da glândula mamária e o cancro da mama. Cell Mol Life Sci 64:3159- 84.
207 Paszek, M. J., N. Zahir, K. R. Johnson, J. N. Lakins, G. I. Rozenberg, A. Gefen, C. A. Reinhart-King, S. S. Margulies, M. Dembo, D. Boettiger, D. A. Hammer, e V. M. Weaver. 2005. Homeostase tensional e o fenótipo maligno. Célula do cancro 8:241-54
208 Osuala KO, Sameni M, Shah S, et al. A sinalização de IL-6 entre células de carcinoma ductal in situ e fibroblastos associados a carcinoma medeia o crescimento e a migração de células tumorais. BMC Cancer 2015 Ago 13;15:584. http://dx.doi.org/10.1186/sl2885-015-1576-3.
209 Martins D, Bee, a FF, Sousa B, et al. Perda de caveolina-1 e ganho de expressão de MCT4 no estroma tumoral: eventos chave na progressão de um carcinoma da mama in situ para um carcinoma da mama invasivo. Cell Cycle 2013 Aug 15;12(16):2684e90.
210 Vargas AC, McCart Reed AE, Waddell N, et al. Perfil de expressão genética dos compartimentos epiteliais e estromais do tumor durante a progressão do cancro da mama. Breast Cancer Res Treat 2012 Aug;135(l):153e65.

211 Quail DF, Joyce JA. Regulação microambiental da progressão tumoral e metástase. Nat Med 2013; 19:1423-1437.
212 Hao Y, Guo X, Ma B, Zhu L e Liu L. Relação entre elastografia por ultrassom e distribuição de miofibroblastos no câncer de mama e seu significado clínico. Sci Rep 2016; 6: 19584.
213 Vargo-gogola et al, Nature Reviews cancer, 2007.
214 . Jin Y, Fenghua L, Jing D, Yifen G. Caraterísticas da elastografia de deformação no cancro da mama invasivo: relação entre rigidez e factores patológicos. Int J Clin Exp Med 2017;10(9):13290-13297.
215 Vinnicombe SJ, Whelehan P, Thomson K, McLean D, Purdie CA, Jordan LB, et al. Quais são as caraterísticas dos cancros da mama erradamente classificados como benignos pela elastografia quantitativa de ondas de cisalhamento por ultra-sons? *EurRadiol* 2014; 24: 921-6.
216 Brkljacic B, Divjak E, Tomasovic-Loncaric C, Tesic V, Ivanac G.*Shear-wave sonoelastographic features of invasive lobular breast cancers.* Croat Med J 2016, 57 (1). pp. 42-50.
217 Evans A, Whelehan P, Thomson K, McLean D, Brauer K, Purdie C, et al. Cancro da mama invasivo: relação entre os achados elastográficos de ondas de cisalhamento e os factores de prognóstico histológico. Radiology. 2012;263(3):673-7.
218 Sim YT, Vinnicombe S, Whelehan P et al. Valor da elastografia por ondas de cisalhamento no diagnóstico do cancro da mama lobular invasivo sintomático. *Clin Radiol,* 2015, 70;6; 604-609.
219 Grajo JR, Barr RG.Strain Elastography for Prediction of Breast Cancer Tumor Grades. Jornal de ultrassom em medicina 2014; 33. 129-34. 10.7863/ultra.33.1.129.
220 Christgen M, Steinemann D, Kuhnle E, *et al* Cancro da mama lobular: caraterísticas clínicas, moleculares e morfológicas. Pathol Res Pract 2016; 212: 583-597-97.
221 Durhan G, Öztekin PS, Ünverdi H et al. As caraterísticas histopatológicas e a microcalcificação afectam a elasticidade do cancro da mama? J Ultrasound Med. 2017 Jun;36(6):1101-1108. doi: 10.7863/ultra. 16.06064. Epub 2017 Feb 27.
222 Chang JM, Park IA, Lee SH, Kim WH, Bae MS, Koo HR, et al. Rigidez dos tumores medida por elastografia de ondas de cisalhamento correlacionada com subtipos de cancro da mama. Eur Radiol 2013;23(9):2450-8.
223 Chen YL, Gao Y, ChangC et al. Elastografia de ondas de cisalhamento por ultrassom de lesões mamárias: correlação de anisotropia com achados clínicos e histopatológicos. Imagiologia do Cancro (2018) 18:11
224 Acerbi I, Cassereau L, Dean I, Shi Q, Au A, Park C, et al. A invasão e agressão do cancro da mama humano correlaciona-se com o endurecimento da MEC e a infiltração de células imunitárias. Biologia Integrativa. 2015.
225 Levental KR, Yu H, Kass L et al (2009) Matrix crosslinking forces tumor progression by enhancing integrin signaling. Célula 139:891-906
226 Butcher DT, Alliston T, Weaver VM (2009) A tense situation: forcing tumour progression. Nat Rev Cancer 9:108-122
227 Lee SH, Moon WK, Cho N, Chang JM, Moon HG, Han W, Noh DY, Lee JC, Kim HC, Lee KB, Park IA. Caraterísticas elastográficas da onda de cisalhamento dos cânceres de mama: comparação com elasticidade mecânica e caraterísticas histopatológicas. Invest Radiol 2014; 49:147-155.
228 Youk JH, Gweon HM, Son EJ, Kim JA, Jeong J. Elastografia por ondas de cisalhamento do cancro da mama invasivo: correlação entre o valor quantitativo da elasticidade média e o perfil imuno-histoquímico. Breast Cancer Res Treat 2013; 138:119-126.
229 Ganau S, Andreu FJ, Escribano F, et al. Elastografia por ondas de cisalhamento e perfis imunohistoquímicos no cancro da mama invasivo: avaliação dos valores máximos e médios de elasticidade. Eur J Radiol 2015; 84:617-622.
230 Hayashi M, Yamamoto Y et al. Associações entre achados de elastografia e fatores

clinicopatológicos no câncer de mama. Medicina. 2015, 94(50): e2290.
231 .Denis M, Gregory A, Bayat M, Fazzio RT, Whaley DH, Ghosh K, Shah S, Fatemi M e Alizad A. Correlacionando a rigidez do tumor com subtipos imuno histoquímicos de câncer de mama: valor prognóstico da elastografia de cisalhamento por ultrassom Comb-Push para diferenciar subtipos luminais. PLoS One 2016; 11: e0165003.
232 Romero Q, Bendahi, PO, Femö M, Grabau D e Borgquist S. Um novo modelo para a avaliação do Ki67 no cancro da mama. *Diagn. Pathol.* **9,** 118 (2014).
233 Galant C, Berlière M, Leconte I, Marbaix E. Novos desenvolvimentos em factores histopronósticos no cancro da mama. Imagerie de la Femme (2010) 20, 9-17.
234 Liu Y, Huang Y, Han J, Wang J et al. Associação entre elastografia de ondas de cisalhamento de parâmetros de quantificação de imagens de tecido virtual de toque e o status de proliferação de Ki- 67 no câncer de mama do tipo luminal. J Ultrasound Med 2018; 00:00-00, 0278-4297.
235 Parte A, Ellis MJ, Perou CM. Implicações práticas dos ensaios baseados na expressão genética para os oncologistas da mama. Nat Rev Clin Oncol 2011; 9 (1): 48-57._
236 Dominkovic MD, Ivanac G, Kelava T, Brkljacic B et al. Caraterísticas elastográficas dos cancros da mama triplos negativos Eur Radiol (2016) 26: 1090-1097. DOI 10.1007/s00330-015-3925- 7.
237 . Wua T, Lib J, Wanga D, Lenga X, ZhangaL et al. Identificação de uma correlação entre o aspeto sonográfico e o subtipo molecular do cancro da mama invasivo: Uma revisão de 311 casos. Clinical Imaging 53 (2019) 179-185.
238 . Wang D, Zhu K, Tian J, Li Z et al. Caraterísticas clinicopatológicas e ultra-sónicas dos cancros da mama triplo-negativos: uma comparação com os cancros da mama positivos para os receptores hormonais/receptores do fator de crescimento epidérmico humano-2-negativos. J Ultrasound Med Biol. 2018 maio;44(5): 1124-1132.
239 Li Z, Tian J, Wang X, Wang Y, Wang Z, Zhang L, Jing H, Wu T. Diferenças na imagiologia multimodal por ultra-sons entre o cancro da mama triplo negativo e não triplo negativo. Ultrasound Med Biol 2016; 42:882-890
240 Sohn YM, Seo M. Lesões mamárias diagnosticadas por biópsia com agulha central guiada por ultrassom: a elastografia por ondas de cisalhamento pode prever a atualização histológica após a cirurgia ou excisão assistida a vácuo? Imagem Clínica 49 (2018) 150-155.
241 Chamming's F, Latorre-Ossa H, Le Frere-Belda MA, et al. Elastografia de ondas de cisalhamento do crescimento tumoral num modelo de cancro da mama humano com correlação patológica. Eur Radiol 2013; 23:2079-2086.
242 Amaout-Alkarain A, Kahn AJ, Narod SA, Sun PA, Marks AN. Significância da invasão dos vasos linfáticos identificada pelo marcador linfático endotelial D2-40 no cancro da mama com nódulo negativo. Mod Pathol 2007;20:183-91.
243 Pickup MW, Laklai H, Acerbi I, et al. A lisil oxidase derivada do estroma promove a metástase de carcinomas mamários de rato deficientes em fator de crescimento transformador. Cancer Res. 2013;73:5336- 5346.
244 Van Esser S, Veldhuis WB, van Hillegersberg R, van Diest PJ, Stapper G, ElOuamari M, et al. Precisão da ecografia mamária com contraste para avaliação pré-operatória do tamanho do tumor em doentes com diagnóstico de carcinoma ductal invasivo da mama. Cancer Imaging 2007;7:63-8.
245 Finlayson CA, MacDermott TA. A ultrassonografia pode estimar o tamanho patológico do carcinoma ductal infiltrante. Arch Surg 2000;135(2): 158-9.
246 Allen SA, Cunliffe WJ, Gray J, Liston JE, Lunt LG, Webb LA, et al. Estimativa pré-operatória do tamanho do cancro da mama primário: uma comparação entre a avaliação clínica, a mamografia e a ecografia. Breast 2001;10(4):299-305.
247 Heusinger K, Lohberg C, Lux MP, Papadopoulos T, Imhoff K, Schulz-Wendtland R, et al. A avaliação do tamanho do tumor do cancro da mama depende do método, da histopatologia e do próprio tamanho do tumor*. Breast Cancer Res Treat 2005;94(l): 17-23.

Apêndice 1: Categorias de avaliação dos ultra-sons Bi-Rads

BI-RADS 0: Avaliação incompleta, necessitando de mais testes.

BI-RADS 1: Exame considerado estritamente normal

BI-RADS 2: Lesão(ões) benigna(s): quistos simples, gânglios linfáticos intra-mamários, implantes mamários, alterações pós-cirúrgicas estáveis, fibroadenomas prováveis estáveis.

BI-RADS 3: Anomalia provavelmente benigna. Sugestão de vigilância a curto prazo. Por exemplo: massas sólidas de contorno circunscrito, ovais, de orientação paralela (provável fibroadenoma), quistos complicados que não podem ser palpados, aglomerados de microcistos.

BI-RADS 4: Suspeita de anomalia, com uma probabilidade de malignidade entre 2 e 95%, exigindo análise histológica.

- 4a = probabilidade baixa > 2% a < 10%,
- 4b = probabilidade moderada > 10% a < 50%,
- 4c = probabilidade elevada > 50 a < 95%.

BI-RADS 5: Anomalia altamente suspeita com uma probabilidade de malignidade > 95%, exigindo remoção cirúrgica.

BI-RADS 6: Achado histológico conhecido, malignidade comprovada

Apêndice 2-1: Informações clínicas

Nome : Nome próprio :
Nome da jovem rapariga: ||Data de nascimento: I I/|I |/ I I I I: |_U/U_|/LU_LLU
| |Idade; I

№ Data do exame: |JJ I I I I I I I LIJJJ Data:|_|J/LI_|/LLLU

Informações clínicas

Peso (Kg) 1 1 1 1 Altura (cm) I I I I IMG I I I
Estado atividade genital AG+ □ AG - □ AG +/-
Idade da menarquia I I I anos
idade na menopausa |_|_| anos
|_|número de gravidezes / paridade G | | / P | idade da gravidez |_|_| anos
amamentação □ não □ sim Duração total |_|_|_| meses
contraceção oral □ não □ sim Duração |_|_J anos
tratamento hormonal □ não □ sim Duração I I I anos
História
Pessoal: cancro da mama □ não □ sim
submetidos a radioterapia ou quimioterapia neoadjuvante para lesões contralaterais ou vizinhas
□ não □ sim
cancro do ovário □ não □ simquando I I I I I
Família: cancro da mama □ não □ simidade |_|_| anos
□ □ avó □ mãe irmã □ □ □ filie aunt cousin matemelle
cancro do ovário □ não □ sim
Motivo da consulta : □ rastreio□ dor □ massa □ modificação da pele
modificação do mamilo Adenopatia axilar
Evolução IIIi meses
Costa : □ peito direito □ peito esquerdo □ Bilateral
Inspeção
Contornos do peito: □ □ curva normal □ plano □ retração
Alterações cutâneas: □ ausência □ vermelhidão □ espessamento □ pele casca de laranja
Alterações do mamilo: □ ausência □ umbilicação □ retração erosão eczematiforme
Palpação □ ausência de lesão Placa Nódulo □ descarga □ cederne cutânea
Se nódulo: número |_|_| | | |_||_| | |_|tarile N1|_|_|_| mm, N2 mm, N3 | mm, N4 | mm, N5|_|_|_|_| mm
cerco □ QSE □ QIE □ QSI □ QII □ UQS □ UQE □ UQInt □ UQInf
□ central □ extensão axilar □ sillón sub-mamário
móvel no plano de superfície! aoui □ não
deep mobilitò noui □ não
Nódulos: □ ausentes □ oco axilar homolateral □ sus claviculares □ fossa axilar contralateral

Apêndice 2-2: Exame

Nº d'examen : |_|_|_|_|_|_|_|_|_|_|_|_|_|_|
Date :|_|_|/|_|_|/|_|_|_|_|

Examen mammographique oui ☐ non ☐

Densité mammaire : ☐ a ☐ b ☐ c ☐ d

Côté : ☐ sein droit ☐ sein gauche

Masse : visible ☐ non ☐oui
taille M1|_|_|_| mm.
siège ☐ QSE ☐ QIE ☐ QSI ☐ QII ☐ UQS ☐ UQE ☐ UQInt ☐ UQInf
zone mammaire : ☐ antérieure ☐ moyenne ☐ postérieure
distance du mamelon |_|_|_|.|_|_|mm

Caractéristiques de la masse

Forme : ☐ ovale (elliptique, ovoïde) ☐ ronde (sphérique, globulaire) ☐ irrégulière

Contours : ☐ circonscrits ☐ masqués ☐ microlobulation ☐ indistincts ☐spiculés

Densité : ☐ hypodense ☐ isodense ☐ hyperdense ☐ calcique ☐ graisseuse

Signes associés ☐ non ☐ oui

☐ **Microcalcifications :** Nombre de foyer |_|_|
Distribution : ☐ segmentaire ☐ linéaire ☐amas ☐ régionale ☐ diffuses
Morphologie : ☐ rondes ou puctiformes ☐ amorphes ☐ grossières ou hétérogènes
☐ fines et pléomorphes ☐ fines linéaires ou branchées

☐ **Distorsion architecturale** ☐ **Asymétrie de densité** ☐ **Epaississement cutané**

☐ **Rétraction cutanée** ☐ **Rétraction mamelon** ☐**Ganglions axillaires**

Stade BI-RADS de l'ACR ☐ 0 ☐ 1 ☐ 2 ☐ 3 4 : ☐ a ☐ b ☐ c ☐ 5

Droit Sup. Gauche Sup. Droit Ext. Gauche Ext.

Apêndice 2-3: Exame de ultra-sons

№ Data do exame: |_|_||J_LLLLLLLLLLLl Data

Exame de ultra-sons

Ecotextura Da Db □ c
Costa : □ peito direito □ peito esquerdo
Massa :
□ □ □ □ □ □ assento QSE QIE DOSI üQII UQS UQE UQInt UQInf assento horário C1 Π2 O3 Π4 D5 O6 Π7 08 Π9 D10 D11 Π12 tamanho: LLLILIJtransversal x LLLI-LIJ altura mm x J_| espessura mm.
eixo principal |_IJ_I |_|_| mm
distância até ao mamilo |_|_|.|_|_| mm
distância da pele LLLIIJJ mm espessura do peito |_|_|J.|_|_|| mm
Caraterísticas de massa
Forma : □ □ □ oval (macrolobulada) redonda irregular
Orientação: Lparalelo à pele □ não paralelo à pele

Contornos : □ □ □ Circunferências L ou espículas angulares indistintas microlobuladas
Fronteira : □ fino □ halo hipoecogénico
Ecoestrutura : □ anecogénico □ isoecogénico □ hipoecogénico
□ hiperecóico D complexo L heterogéneo

□ □ □ □ Sinais acústicos posteriores: sem efeito reforço atenuação combinada
□ □ □ □ □ □ □ □ □ □ □ Calcificações: ausentes presentes na massa fora de uma massa Vascularização: ausente presente periférica Li central periférica e central Tecido circundante; distorção não arquitetural ectasia galactofórica ecogénica
□ □ □ espessamento da pele retração da pele retração do mamilo
□ □ □ cedern hipervascularização invasão dos nódulos do músculo peitoral : □ □ não sim
□ □ □ homolateral: axilar C axilar central sous claviculares
□ □ mamária interna supra clacivular
□ controlateral
Fase BI-RADS do IACR ΠO D1 C2 Π3 4: Da Db Cc Π5

Apêndice 2-4: Exame elastográfico

Nº d'examen : LLLLLLLLLLLLLLIJ Data :|JJ/|JJ/LLLLI

Exame elastográfico

Estudo dos parâmetros qualitativos

□ □ □ Homogeneidade da cartografia: homogénea pouco homogénea heterogénea
□ □ □ Cor máxima; vermelho (componente macio) verde (componente intermédio) azul (componente duro)
□ □ Localização zona mais dura: intra-lesão peri-lesão □ intra e peri lesão
Presença de eco intra-lesional : □ presença □ eco vazio
Pontuação colorimétrica de acordo com Itoh et al :
□1 C2 C3 П4 D5

Estudo dos parâmetros quantitativos

Rácio de elasticidade
Rácio gordura-lesão (FLR)
Regiões de interesse (ROI) L de massa: LLIJ LIJ
Regiões de interesse (ROI) F tecido adiposo subcutâneo :
Rácio = F / L : |J_|J.|_|_||
Relatório de Gandas-Lésion (GLR)
Regiões de interesse (ROI) L de massa: LLLI LLI
Regiões de interesse (ROI) G tecido glandular adjacente: |_LU-LLI
Rácio = G/L:LUJU_I
Rácio de dimensão
|_||Rácio = El / Ec : | .| | |

Norn: Nome próprio :
Idade ;|_|_| anos
Nº exame: LLLLLLLLLLLLLLLLLLI Data da amostragem:| I |/| |_|/| |_|_I I Data do relatório: I |_I/| I |/I I I I
Lado : □ peito direito □ peito esquerdo
Tipo de amostra amicrobiópsia □ macrobiópsia
Topo da amostragem QSE □ DIE □ QSI □ QII □ UQS □ UQE □ UQInt □ UQInf
□ central □ prólon axilar □ sillón sub-mamário
Número de fragmentos microscópicos I |_|_ou macroscópicos recolhidos I |_I I

Exame microscópico
Lesões benignas □ não □ sim

□ Adenofibroma □ Adenomioepitelioma
□ Tumor filodes de baixo grau □ Papiloma
□ Masopatia fibrocística. □ Outros :

Lesões malignas □ não □ sim
□ carcinoma in situ : □ □ □ ductal lobular misto :
□ carcinoma invasivo : □ NST □ □ misto lobular:
□ outros :
Grau histo-pronóstico de SBR: □ 1 □ II □ III
Receptores hormonais
CEstrogénios : □ Positivo □ Negativo
□ Progesteronas: Positivo □ Negativo
HER2 : □ Positivo □ Negativo
Ki67 : IJJ % (em francês)
Classificação molecular
Luminal A. HER2
□Luminal B nTriplo negativo

Nome Nome próprio :
Idade; |_I_I anos

Lado : □ peito direito □ peito esquerdo

□ □ □ Tipo de amostragem lumpectomia lumpectomia / curagem mastectomia / curagem
□ Ficha de amostragem OSE □ □ □ QIE QSI QII □ □ □ UQS UQE UQInt □ UQInf
□ centrai □ extensão axilar ou sillón submamário
□ □ □ Lesão macroscópica 2 focos simples mais de 2 focos Distância máxima entre focos |J J J J mm
Dimensão macroscópica da lesão principal: |_I_U x LLIJ ^{x} Illi mm

Exame microscópico

Lesões benignas □ não □ sim

□ Adenofibroma Adenomioepitelioma

□ □ Filódios de baixo grau Papiloma

□ Mastopatia fibrocística. □ Outros :

Lesões malignas □ não □ sim

D caminóme in situ : □ ductal □ lobulare □ misto :

□ caminóme Infiltrant : □ NST □ □ bbular misto :

□ outros :

Grau histo-pronóstico de SBR : □ 1 □ Ele □ III

Receptores hormonais

□ CEstrogénios: Positivo □ Negativo

□ Progesteronas: Positivo □ Negativo

HER2 : □ Positivo □ Negativo

K¡67 : LU % (EM FRANCÊS)

Classificação molecular

□ Luminal A. □ HER2

□ Luminal B ^Triplo negativo

□ Embolia vascular □ ausência presença □ Mucina: ausência □ presença

□ Necrose: ausência □ presença

Nódulo linfático sentinela □ não □ sim

Número de gânglios linfáticos sentinela positivos LU dos quais LU com células tumorais isoladas LLI com micrometástases LU com metástases

Remoção de gânglios linfáticos □ não □ sim

| Número de nós amostrados 1 |
Número de nós positivos |J_J dos quais CN com micrometástases CN com metástases

Apêndice 3: Consentimento informado

Consentimento informado para a biopsia mamária guiada por ultra-sons monitorização por ultra-sons

É retirado um fragmento de tecido com uma agulha para análise histológica.
Este exame é efectuado com o seu consentimento. É livre o aceitar ou recusar.

Como funciona o exame

pessoa está sentada ou deitada na sala de ultra-sons.
O radiologista utiliza a ecografia para identificar a anomalia mamária a biopsar.
A pele é sempre desinfectada, é administrada uma anestesia local e é feita uma incisão muito pequena na pele para permitir a introdução da agulha sem dor.
A agulha é guiada no ecrã sob ultra-sons na posição supina, exigindo que se mantenha perfeitamente imóvel para garantir uma amostragem de precisão milimétrica.
O exame não é doloroso, mas a senhora terá a sensação de movimento no seio.
Ouvirá um clique quando a agulha se mover dentro da caixa durante a amostragem.
O tempo de preparação e o procedimento duram entre 20 e 40 minutos.
É aplicado um penso sobre a incisão. Este penso deve ser mantido durante pelo menos 24 horas.

Os benefícios da biopsia mamária

A biopsia é utilizada para verificar a natureza da anomalia detectada. Se a amostra for suficiente, este procedimento evita a necessidade de biópsias cirúrgicas sob anestesia geral para estabelecer o diagnóstico, permitindo igualmente um melhor planeamento de uma eventual cirurgia considerada necessária ou um acompanhamento específico da mama.

Riscos associados à biopsia

Qualquer intervenção no corpo humano, mesmo quando efectuada nas condições mais competentes e seguras, comporta um risco de complicações.

- A biopsia envolve risco de hemorragia e/ou hematoma, frequentemente com inchaço, que geralmente se resolve espontaneamente.
- É bastante comum que a dor esteja presente durante 48 horas no local da biopsia e, mais raramente, que a dor dure mais tempo.
- Em casos muito raros (menos de 1%), podem ocorrer infecções ou lesões da pele ou da parede torácica.
- Em casos excepcionais, a anestesia local pode provocar perturbações do ritmo cardíaco ou reacções alérgicas.

Questionário

Responda seguintes perguntas para evitar riscos desnecessários. Se desejar, podemos ajudá-lo a responder.

Pergunta		
Tem alguma doença do sangue ou hemorragias frequentes ou prolongadas (do nariz, por exemplo)?	não □	sim □
®Está a tomar medicamentos para diluir o sangue (Marcoumar®, Sintrom®, Heparina)?	não □ Se sim, quais?	sim □
Toma regularmente agentes antiplaquetários (Aspirina®, Plavix®, Ticlid®, etc....)?	não □ Se sim, quais?	sim □
É alérgico ou intolerante a medicamentos, pensos, anestésicos locais ou látex?	não □ Em caso afirmativo, para quê?	sim □
Sofre de alguma das seguintes doenças?		
- Hipertensão	não □	sim □
- Distúrbios da coagulação	não □	sim □
- Doença cardíaca grave	não □	sim □
- Diabetes	não □	sim □
Está grávida?	não □	ouin
Estava a amamentar?	não □	sim □

Trazer consigo no dia do exame

1. Pedido do seu médico (receita médica, carta....).
2. **Os resultados da análise de sangue** para determinação da coagulação e de quaisquer outros exames que lhe tenham sido pedidos.
3. O dossier de radiologia na sua posse **(mamografia e ecografia mamária).**
4. **Uma lista escrita dos medicamentos que** está a tomar.

Para o exame

Não é necessária **qualquer hospitalização** e **não deve estar em jejum.**

Eu, abaixo assinado, tendo preenchido pessoalmente o presente formulário em e dei o meu consentimento para a realização do exame.

Apelido, Nome próprio   Assinatura

Apêndice 4: Glossário de termos estatísticos

1. Parâmetro do desempenho de diagnóstico de um teste de diagnóstico

	Doença presente	Nenhuma doença
Presente sinal	**A** VP (Verdadeiros Positivos): são indivíduos afectados em que o sinal está presente.	**B** FP (falsos positivos): o sinal está presente mas os indivíduos não são afectados.
Sinal em falta	**C** FN (Falso Negativo): são indivíduos afectados nos quais o sinal está ausente.	**D** VN (True Negative): o sinal está ausente e os indivíduos não são afectados.

2. Sensibilidade

A sensibilidade (Se) de um sinal para um diagnóstico é a probabilidade de o sinal estar presente em indivíduos afectados pela doença em investigação, Se = A/ (A+C).

3. Específico

A especificidade (Sp) de um sinal para um diagnóstico é a probabilidade de o sinal estar ausente em indivíduos não afectados pela doença em investigação, Sp = D/(D+B).

4. Valor preditivo positivo

O valor preditivo positivo (VPP) de um sinal para um diagnóstico é a probabilidade de o diagnóstico ser verdadeiro se o sinal estiver presente, VPP = A/ (A+B).

5. Valor preditivo negativo

O valor preditivo negativo (VPN) de um sinal para um diagnóstico é a probabilidade de o diagnóstico ser falso se o sinal estiver ausente, VPN = D/(C+D).

6. Exatidão

A exatidão (E) é obtida dividindo as respostas corretas (verdadeiros positivos + verdadeiros negativos) pelo número total de testes realizados, E = (A+D) / (A+B+C+D).

7. Taxa de falsos positivos

A taxa de falsos positivos em saudáveis que apresentam sinais da doença (B/A+B).

8. Taxa de falsos negativos

A taxa de falsos negativos em indivíduos doentes que não apresentam sinais da doença (C/C+D).

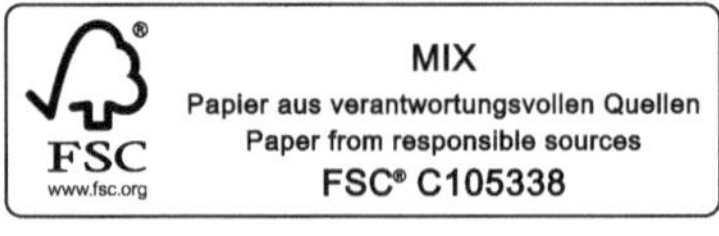

Printed by Books on Demand GmbH, Norderstedt / Germany